Monthly Book

Medical Rehabilitation
編集企画にあたって………

　私が医学生であった 1970 年代において，神経難病をはじめ脳卒中や認知症(当時は痴呆と称した)は治る病気ではなく，神経学は診断するための学問であった．神経内科医の多くは病名がついた時点で半ば満足し，患者を後方病院に紹介してその役割を終了していた．その後，医学が進歩して，パーキンソン病の薬物療法や多発性硬化症や重症筋無力症などの免疫性神経筋疾患の治療が開発されたが，多くの神経難病の根治療法は未だ見出されていない．神経内科医の中には，標準的治療の先で最期まで患者に寄り添うために在宅医療に取り組む医師がおり，神経難病の治療に粉骨砕身する医師がいる．

　佐藤　智医師(元ライフケアシステム代表)は「病気は家で治すもの」という言葉を現代的在宅医療の創生期に唱えたが，この「治す」は生物学的な疾患の治癒を指しているのではなく，患者が尊厳を持ち，苦痛は最小限に，その人らしく最期まで生ききるために医療を提供し，患者が自身の人生の目標を達成するため行われる治療を指している．この哲学はリハビリテーション医療の基本的考え方と一致し，緩和ケアの本質にも近いものである．神経難病の在宅療養は長期に亘り，家族負担は極めて重く，本人の苦痛も重大である．神経難病を在宅でみるときに，疾患を知り，患者の体と心を理解し，命にかかわる病状を癒し，患者の人生と当事者である家族に寄り添い，QOL を高め，希望を支えることを常に念頭に置く必要がある．神経難病そのものの治療は困難であるとしても，合併症を防ぎ，偶発的に併存する疾患を適切に治療し，疾患と闘うための身体機能を高め，精神的充実をはかることに配慮した医療を提供することが目指すべき医療である．患者の抱える迷いに助言し，日々の体調の変化を捉えることは医師以外の者でも可能である．医療だけで神経難病患者を支えることはできないことは言うまでもなく，生活面からの支援が重要である．多職種連携が協働を超えて，統合されることにより，神経難病の患者は「ノーマライズ」した生活を送ることが可能となる．

　今回，筋萎縮性側索硬化症の当事者が執筆する論文が掲載された．医学系雑誌に患者当事者が執筆をすることは極めて稀なことであるが，医療を患者の目線から考察することは極めて重要である．神経難病に提供される医療の質を評価する際，生命予後や生存期間は適切な指標とは言えない．今後，医療に対する主観的評価を科学的に盛り込むことが命題であり，客観的指標と合わせて医療の質評価がなされなければならない．在宅医療は，受益者である患者を中心に据え，医療を提供し患者の命を守り，多職種とともに患者の生活を守り，社会と繋がることで生き甲斐を守る医療である．すなわち，Life を守ることが在宅医療の目的である．今回の企画が読者の皆様のお役に立てれば幸甚である．

2019 年 11 月
石垣泰則

JN197122

Key Words Index

Writers File ライターズファイル（50音順）

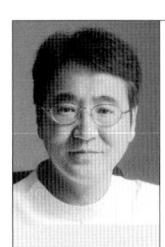

1982 年	順天堂大学医学部卒業 同大学神経学教室
1990 年	城西神経内科クリニック，院長
1996 年	医療法人社団泰平会，理事長
2011 年	コーラルクリニック，院長
2018 年	医療法人社団悠輝会，理事長

石垣泰則
（いしがき やすのり）

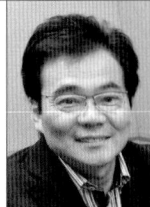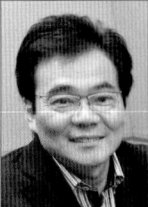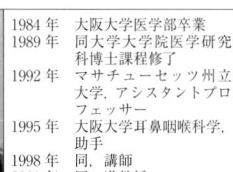

1984 年	大阪大学医学部卒業
1989 年	同大学大学院医学研究科博士課程修了
1992 年	マサチューセッツ州立大学，アシスタントプロフェッサー
1995 年	大阪大学耳鼻咽喉科学，助手
1998 年	同，講師
2001 年	同，准教授
2008 年	医療法人学縁会おおさか往診クリニック開設
2010 年	大阪大学医学部，臨床教授
2012 年	医療法人学縁会おおさか往診クリニック，理事長

田村　学
（たむら まなぶ）

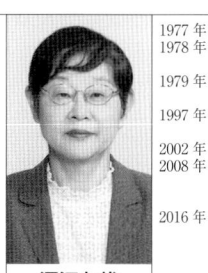

1977 年	千葉大学卒業
1978 年	静岡県厚生保育専門学校保健学科卒業
1979 年	静岡県保健所（保健婦勤務）
1997 年	静岡県立大学短期大学，准教授
2002 年	同，教授
2008 年	浜松医科大学大学院医学系研究科看護専攻（修士課程）卒業
2016 年	静岡県立大学，教授

深江久代
（ふかえ ひさよ）

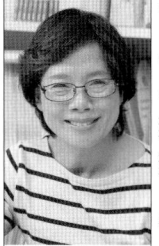

1981 年	大妻女子大学家政学部食物学科管理栄養士専攻卒業（管理栄養士取得）
1993 年	島根医科大学研究生（第一内科）終了（博士（医学）学位取得）
1996 年	島根大学医学部附属病院第一内科，文部教官
2004 年	同病院栄養管理室，室長
2007 年	同病院特殊診療施設臨床栄養部，副部長
2012 年	同病院栄養治療室，室長
2013 年	大妻女子大学家政学部食物学科，教授 島根大学医学部，臨床教授・特別協力研究員
2014 年	お茶の水女子大学，講師（非常勤） 東京農工大学農学部，講師（非常勤）
2019 年	東京歯科大学，講師（非常勤）

川口美喜子
（かわぐち みきこ）

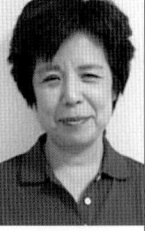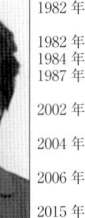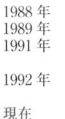

1982 年	国立小倉病院看護助産学校看護婦科卒業
1982 年	九州労災病院
1984 年	南ヶ丘病院
1987 年	北九州市立夜間休日急患センター
2002 年	小倉リハビリテーション病院
2004 年	北九州ヘルスケアサービス中央，管理者
2006 年	有限会社コスモケア，代表取締役
2015 年	福岡県介護支援専門員協会，常任理事
2017 年	日本介護支援専門員協会，常任理事

坪根雅子
（つぼね まさこ）

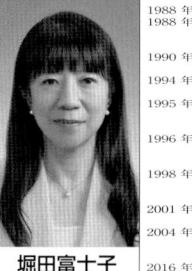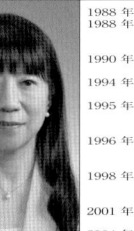

1988 年	山形大学医学部卒業
1988 年	大宮赤十字病院（現：さいたま赤十字病院）内科，レジデント
1990 年	山形大学附属病院整形外科医局員等を経て
1994 年	慶應義塾大学リハビリテーション医学教室入局
1995 年	同大学月ケ瀬リハビリテーションセンター・リハビリテーション科，医員
1996 年	東京都リハビリテーション病院リハビリテーション科，医員
1998 年	市川市リハビリテーション病院リハビリテーション科，医員
2001 年	東京都老人医療センターリハビリテーション科，医長
2004 年	東京都リハビリテーション科，部長
2016 年	東京都リハビリテーション病院地域リハビリテーション科，科長 同病院医療福祉連携室，室長

堀田富士子
（ほった ふじこ）

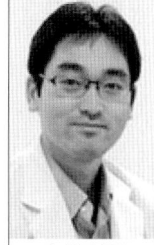

2003 年	和歌山県立医科大学卒業 信州大学内科入局
2012 年	米原市国保近江診療所
2013 年	地域医療振興協会シティタワー診療所

島﨑亮司
（しまざき りょうじ）

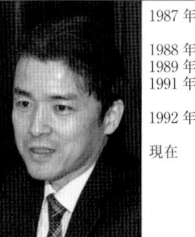

1987 年	島根医科大学卒業 同大学第二内科研修医
1988 年	六日市病院内科
1989 年	平田市立病院内科
1991 年	島根医科大学第二内科 帝京大学病院第二内科
1992 年	東京ふれあい医療生協梶原診療所
現在	東京ふれあい医療生活協同組合，研修・研究センター長

平原佐斗司
（ひらはら さとし）

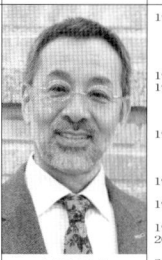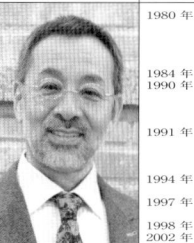

1980 年	高知リハビリテーション学院理学療法科卒業 近大学園発達医療センター（理学療法士免許取得） 緑成会病院
1984 年	フロリダ大学シャンズ病院呼吸療法部研修 聖マリアンナ医科大学病院リハビリテーション部
1990 年	ハワイ大学呼吸療法学科卒業 臨床工学技士免許取得
1991 年	昭和大学医学部リハビリテーション医学診療科
1994 年	昭和医療短期大学理学療法学科，助教授
1997 年	医学博士授与
1998 年	昭和大学保健医療学部理学療法学科，助教授
2002 年	同大学大学院保健医療学研究科呼吸ケア領域，教授
2007 年	

宮川哲夫
（みやがわ てつお）

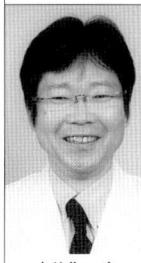

1995 年	浜松医科大学卒業 愛知県厚生連生生病院，研修医
1997 年	同病院内科（神経内科）
2004 年	名古屋大学大学院医学研究科（神経内科学）修了 愛知県厚生連安城更生病院脳神経内科，医長
2005 年	同，外来部長
2011 年	同，在宅診療部長
2015 年	同，在宅医療連携推進センター長

杉浦　真
（すぎうら まこと）

Contents

神経難病を在宅でどうみるか

編集／悠輝会コーラルクリニック院長　石垣泰則

Monthly Book

MEDICAL REHABILITATION No. 243/2019.12 目次

編集主幹／宮野佐年　水間正澄

読んでいただきたい文献紹介

　神経難病の治療は病気に応じた原疾患の治療と合併症のケア，患者の心身の状況とおかれた環境に応じてリハビリテーション医療と緩和ケアを核に提供される．在宅で患者が療養するためには，在宅医療の各相において患者に寄り添った医療提供がなされなければならない．すなわち，在宅医療が導入される時期，病状が進展する時期，安定した時期，急激に悪化する時期，終末期が近い時期，終末期，亡くなった後のケアなど，同じ疾患に対する対応であっても多様である．そのために神経難病の各疾患がどのような病態を示し，経過をとるのかを知り，疾患の軌跡に応じた治療計画を立案する必要がある．在宅医療を提供する患者のゴールは死であることも多いため，最善の治療が困難である場合にもしばしば遭遇する．そのため，在宅医療においては事前の対策をいくつか持つ必要がある．ここに紹介するガイドラインには在宅で提供することのできる神経難病の診療が紹介されている．また，書籍および論文は各分野のエキスパートが推薦した秀逸な文献である．神経難病分野の在宅医療は広くて深い海原であり，適切な羅針盤を必要とする．

\<ガイドライン\>
1) 日本老年医学会，日本在宅医学会，国立長寿医療研究センター (編)：高齢者在宅医療・介護サービスガイドライン 2019，ライフ・サイエンス，2019.
2) 「パーキンソン病診療ガイドライン」作成委員会，日本神経学会 (監)：パーキンソン病診療ガイドライン 2018，医学書院，2018.
3) 「筋萎縮性側索硬化症診療ガイドライン」作成委員会，日本神経学会 (監)：筋萎縮性側索硬化症診療ガイドライン 2013，南江堂，2013.
4) 日本耳鼻咽喉科学会 (編)：嚥下障害診療ガイドライン 2012 年版，金原出版，2012.
5) 厚生労働省：認知症の人の日常生活・社会生活における意思決定支援ガイドライン，2018.

\<書籍および論文\>
1) D. オリバーほか：中島 孝 (監訳)，非悪性腫瘍の緩和ケアハンドブック—ALS (筋萎縮性側索硬化症) を中心に—．西村書店，2017.
2) Lynn J：Perspectives on care at the close of life. Serving patients who may die soon and their families：the role of hospice and other services. *JAMA*. **285** (7)：925-932, 2001.
3) 渡辺宏久ほか：多系統萎縮症の様態と症候の広がり．臨神経，**56**：457-464，2016.
4) 角田 亘：神経筋疾患，久保俊一 (総編)，日本リハビリテーション医学会 (監)，リハビリテーション医学・医療コアテキスト，pp. 167-181，医学書院，2018.
5) 宮内眞弓：筋萎縮性側索硬化症の適切な栄養療法．臨床栄養，**119** (3)：268-273，2011.
6) 宮川哲夫ほか：神経筋疾患 (成人)．塩谷隆信ほか (編)，呼吸リハビリテーション最前線，pp. 97-106，医歯薬出版，2014.
7) 島崎亮司：在宅医療こそ生きるを支える排泄ケアを．島崎亮司ほか (編)，在宅医療の排尿管理と排泄ケア，pp. 2-5，南山堂，2018.
8) 箕田修治：ALS の嚥下障害対策—喉頭気管分離術/気管食道吻合術の有用性と適応基準，*Brain Nerve*，**59** (10)：1149-1154，2007.

（石垣泰則）

MB Med Reha **No.243**：**1-7, 2019**

特集／神経難病を在宅でどうみるか

在宅医療の基本知識

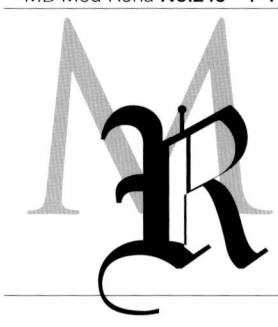

平原佐斗司*

Abstract 在宅医療は急性疾患に対する臨時往診を主体とした古典的在宅医療から，慢性疾患に対して計画的に訪問する現代的在宅医療へ，そして現在の地域包括ケア時代の在宅医療へと変化してきた．そこに時代を超えて存在するのは，「患者の価値と人生に寄り添い，QOL を高める」という在宅医療の普遍的価値である．

　在宅医療の優位性としては，① 患者の価値に基づいた医療の実践，② 回復環境としての家の存在，③ 初期対応の迅速性，④ 家族の存在が挙げられる．一方，在宅医療の制限因子としては，① 対象の漸弱性による制限，② 在宅という場の制限，③ エビデンスの不足などが挙げられる．

　在宅医療の対象としては，① 高齢者，② がんの緩和ケア，③ 内部障害・神経難病，④ 小児，⑤ 精神などの領域があり，最近では医療にアクセスできない人に対するアウトリーチも在宅医療の新しい領域と考えられている．

　在宅医療の対象者のほとんどは慢性疾患の病の軌跡の中におり，導入期から慢性期，急性期，看取り期などの諸相とその移行期に適切な在宅医療と意思決定の支援を行う必要がある．

Key words 在宅医療(home care medicine)，訪問診療(home visit)，地域包括ケアシステム(community based integrated care)

在宅医療の基本的価値

　超高齢社会の到来により，病や障害を持ちながら地域で生活する人が増加しており，「いのちの質(QOL)の向上」とその人らしい暮らしの継続に価値を置いた「支える医療」の重要性がますます高まっている．

　在宅医療は，その人の価値観に敬意を払い，その人の生き方に寄り添い，その人らしい人生と暮らしの継続を支援し，国民の幸せに貢献することを第一の目的とする医療である．つまり，在宅医療とは，単に医療を行う"場"を示した言葉ではなく，このような基本的価値を包含した概念である．

　また，在宅医とは，重い障害を持つ人や暮らしにくさを持つ人，いのちの問題に直面する人たちに，暮らしの場において優先的にかかわり，その人の価値に基づいた医療を提供することを通じて，また，家族や社会に働きかけ，生活環境を整えることを通じて，その人の生きる力を引き出し，その人らしい人生と暮らしの継続を支える医師である．

訪問診療と往診

　訪問診療はもともと保険診療において，「在宅患者訪問診療料」の算定用件を構成する医師の医療行為のことである．つまり，通院が困難な患者に対して，医師が期日を予告したうえで定期的に患家に赴き，診療する行為を示す保険診療の用語

* Satoshi HIRAHARA，〒 114-0044 東京都北区堀船 3-29-9　東京ふれあい医療生活協同組合，研修・研究センター長

である.

訪問診療の原型となったのは, 1970 年代頃より脳卒中後遺症や認知症, 末期がんを持ちながら地域で暮らす方々のために自然発生的に始まった「定期往診」である. そして, このような方々は急性期に医療にアクセスすることが困難であるため, 自然と 24 時間体制をとるようになったと考えられる.

在宅医療の特性―その優位性と困難性―

在宅医療は, 外来医療や入院医療と異なる特性を持っている. 在宅医療の優位性と困難性について, 医師の臨床判断の三要素(エビデンス, 患者・家族および医療者の嗜好, 制限因子)の視点に基づいて記載した.

1. 在宅医療の優位性
1) 価値に基づいた医療の実践

自宅においては, 患者は host であり, 医療者は guest である. 自宅という場は, 患者が人生の主体として自らの価値を表出しやすく, また, 表出した価値が医療者をはじめ周囲の人に受け止められやすい環境である.

2) 「回復環境」としての "家" の力

家は, 末期がん患者のスピリチュアルペインを癒したり, 高齢者のリロケーションストレスシンドロームを起こさない環境を提供する. 在宅医療の優位性は, 家という場が「回復環境」として優れているという点にある.

3) 迅速性

在宅医療では, 外来や病棟と異なり変化がみられた直後にコールがあり, 医師が現場に出向くことで, 早期に最善の判断が可能となる. 適正な初期治療が行われれば, 早期に治癒に導くことができ, その結果機能低下を防ぎ, 生活機能の維持が可能となる.

4) 家族の存在

診療時に家族が同席していることが多く, 説明と同意, 意思表明と選択の支援が行いやすいことも在宅医療の優位性の 1 つである.

2. 在宅医療の困難性
1) 対象の漸弱性による制限

在宅医療の主な対象である高齢者は, 症状と疾患が結び付かず, 身体診察で得られる情報が少ない. また, 虚弱あるいは終末期の患者に対しては侵襲的な検査の実施が困難であり, アセスメントは緩和的な検査手技の範囲内で行わなければならない.

2) 「自宅」という場の制限因子

非医療的環境である「自宅」という場の制限因子(物理的制限因子)のため, 実施できる検査に制限があり, アセスメントが困難な場合が少なくない.

3) エビデンスの不足

障害を持つ高齢者や終末期の患者を対象にしたエビデンスや, 在宅医療で用いることのできる質の高いエビデンスが少ない.

在宅医療の対象

在宅医療は高度の障害を持つ患者やあらゆる疾患の進行期, 終末期の患者が対象となる. したがって, 訪問診療では, 外来とは異なる様態, 臨床課題を取り扱うことが多い. 在宅の高齢者では, 多病(multimorbidity)を持ち, 複雑な障害を持っている状況にあるため, 疾患別に分類することが困難な場合も多いが, 様態を決定付ける基礎疾患に着目すると, 在宅医療の領域は以下のような 5 つの領域に分けられる.

1 つ目は, 高齢者の在宅医療の領域である. なかでも, 脳卒中後遺症, 認知症, 整形疾患などは 3 大介護疾患として知られている. 高齢者の在宅医療では, 栄養障害, 摂食嚥下障害, 肺炎, 排便・排尿障害, 褥瘡, 認知症, 整形疾患, 転倒・骨折, 廃用症候群などの老年医学的諸課題への対応が重要になる.

2 つ目に, 進行期・末期のがん患者の緩和ケアで, 疼痛をはじめ, 呼吸困難, 全身倦怠感, 嘔気, せん妄など, がんに伴う諸症状の緩和のほか, spiritual care, 家族ケア・グリーフケアなどへの対応が必要である.

３つ目に，各専門領域が扱う疾患の進行期の患者で，通院が困難となった在宅患者である．特に，神経難病は早期に ADL が低下するため，早い時期から在宅医療に移行することが少なくない．また，慢性呼吸不全，慢性腎不全，慢性心不全，リウマチ・膠原病，肝不全などの内部障害が含まれる．これらの疾患群は初期にはそれぞれの専門医にかかり，疾患の進行期に在宅に移行する．したがって，在宅医にはそれぞれの疾患，とりわけ進行期の諸課題に対する内科的な知識や技術が求められる．

　近年，在宅医療の新しい領域が注目されている．その１つが，小児の在宅医療や小児からトランジションした障害者の領域である．医療的ケア児を含む小児在宅医療の対象者には，遺伝的疾患や脳炎や低酸素脳症，外傷などの後遺症のほか，筋ジストロフィーや脊髄性筋萎縮症などの小児期からみられる神経難病も含まれる．そして，精神疾患の在宅医療も最近注目されている新たな在宅医療の領域である．

　一方，医療にアクセスできない住民に対するアウトリーチのように，「現代的在宅医療」の持つ計画的な訪問という特性とは異なる新しい在宅医療も生まれている．地域に医療にアクセスできない人が増加しているという社会的背景から，認知症の初期支援や精神疾患のアウトリーチなどが行われている．また，地域全体が医療にアクセス困難となる震災時の医療支援も，新しい在宅医療の領域と考えられている．

在宅医療の諸相

１．慢性疾患の病の軌道と在宅医療

　在宅医療は，その人が障害や暮らしにくさを持った時点から，人生の最終段階（看取り）までを，可能な限り継続的に支援する医療である．Corbin と Strauss らは，病気に伴う体験としての慢性疾患の illness trajectory を分析し，「軌跡理論に基づく慢性疾患管理のための看護モデル」を提示した．慢性疾患の軌道は極めて多様であり，

疾患や患者ごとに，クライシス期，急性期，安定期，不安定期，立ち直り期，下降期，臨死期など９つの様々な局面の組み合わせで移行する．そのため，ケアの焦点は治癒ではなく，病とともに生きることを支援することにあり，とりわけフェイズの移行期には，意思決定も含めた多くの支援が必要となるとした[1]．

２．在宅医療の諸相

　在宅医療は，導入期，慢性期，急性期，下降期・看取り期の４つの諸相に応じた在宅医療の提供について述べる．

１）導入期

　在宅医療の導入は，病院から，地域から，そして自院の外来（あるいは病棟）からの３つのチャンネルがある．病院からの導入の場合は，がんの末期や医療依存度の高い患者，専門性の高い分野の患者が多い．医療情報は豊富であるが，複数の科や病院にまたがって管理されている患者の情報は統合されていない．在宅医療では，画像も含めてなるべく多くの情報を入手し，統合し，プロブレムを整理する必要がある．また，複数科や複数の病院に通院をしていた患者では，polypharmacy となっていることが多く，在宅医療の導入期に総合的な視点から薬剤の整理を行う．

　地域からの紹介では，患者の家族からの直接の依頼や多職種，行政からの紹介が多い．この場合，様態の変化を認めるが，医療情報が乏しく病態が不明であることが少なくない．制限のある医療環境である在宅では，全身のアセスメントを１回の訪問診察で完遂することは困難である．緊急性を常に念頭に置きながら，訪問診療開始後１〜２か月の期間を目途に，計画的に評価を行うと良い．

　自院の外来からの移行では，事前にハイリスク外来患者を拾いあげておき，計画的に在宅に移行できるように準備しておく．認知症があること，85 歳以上であること，介助によって通院していること，進行性の疾患や不安定な疾患を持つことなどを指標とすると良い．

　導入時には，潜在的な問題も含めて総合的・多

角的にアセスメントを行っておくと，急性増悪の予防や急性期の臨床判断に役立つ．また，bio-psycho-social モデルとして全体を理解するように心掛け，患者の家族背景，成育歴や生活歴，医療の経験，フォーマル，インフォーマルな社会的支援などの情報を整理しておく．

2）慢性期

慢性期には，潜在的問題や機能について，予防的視点でアセスメントすることを心がける．

ADL や IADL などの基本的日常生活機能に加え，嚥下機能，排泄機能，感覚器，認知機能，栄養，転倒や褥瘡の発生リスクなどの評価を行っておく．

また，慢性期に行うべきこととして，意思表明と選択の支援（ACP）が挙げられる．ACP の基本は，① 本人の意思を中心にして，② なるべく早い時期から行うことに加え，③ 急性期ではなく，安定期に行うことが基本となっている．したがって，安定期や急性期を乗り越えた後に，できれば暮らしの場で ACP の取り組みを行う．

3）急性期

在宅患者には急性疾患が多発する．とりわけ，最近の在宅患者は不安定化し，入院頻度も増加している．急性期の医療やケアの質がその後の患者の経過，ひいては患者と家族の人生を大きく変えることが多いということは老年医学の鉄則の1つであり，在宅医療においても急性期の管理は極めて重要である．

在宅高齢者の特徴は，どのような急性疾患が起こっても，なんとなく元気がなく，食欲がない，ボーッとしている，動けなくなった，失禁したといった非典型的な症状が出現し，症状と疾患が結び付きにくいということである．在宅患者の異常に最初に気付くのは，家族や介護職であることが多いため，何かいつもと違うことがあったら，早めに連絡するように説明しておくことが重要である．

在宅高齢者の急性期では，身体診察でも特徴的な所見が得られにくい．さらに，細菌感染でも白血球が上昇しなかったり，脱水を伴うため胸部 X 線でも浸潤影が目立たない．

在宅患者の急性疾患の多くは，構造的問題を背景にして発生することを念頭に置いてアセスメントを行う．例えば，在宅高齢者の感染症は，肺炎が嚥下障害，尿路感染症が排尿障害と密接に関係しているように，各種基礎疾患による局所的，構造的障害が原因になる場合が多い．導入時アセスメントで嚥下障害や排尿障害など構造的問題を丁寧にアセスメントしておくと，急性期の判断が容易になる．

在宅における急性期対応で重要なことは，なるべく迅速にアセスメントを行い，治療・ケア・リハビリテーションなどの資源を集中させることよって，障害を残さず，早期に回復させるようにすることである．

4）下降期・看取り期

在宅患者の多くは，様々な慢性疾患のエンドオブライフ（EOL）期を生きる患者といっても間違いではない．Lynn は終末期の疾患軌道を，「がんなどのモデル」，「心肺疾患などの臓器不全モデル」，「認知症・老衰モデル」の3つに分類した[2]．

がんの軌道の最大の特徴は，再発したがんは治癒が望めないことが多いこと，最期の1，2か月で急速に全般的機能が低下することである．また，がんは，原発巣や種類が違っても，症状や臨床経過において，一定の共通性・法則性が認められ，その共通性・法則性は終末期になるほど顕在化する．がんの基本的病態は，自律増殖と浸潤・転移であり，進行したがんは侵害受容器や神経に浸潤し，比較的早期から疼痛が出現し，増強しながら長期に持続する．そして，原発巣や転移臓器でのがんの増殖により呼吸不全，麻痺，肝不全など臓器の機能不全を起こす．最期には異常な内分泌・代謝状態（悪液質）を引き起こし，だるさや食思不振，痩せなど共通した全身症状を引き起こす．

一方，非がん疾患の軌道には，脳卒中のように突然発症するもの，腎不全や肝不全のように潜在的に進行するもの，心疾患や呼吸器疾患のように

急性増悪を繰り返すもの，アルツハイマー型認知症のように緩やかに機能が低下するもの，ALSのように比較的早く呼吸や嚥下機能が低下し，生命の危機が訪れるものなど多種多様であり，もともとの疾患の軌道に共通性がほとんどない．これは，非がん疾患の多くは，細胞死や退行性変化による衰退が基本的病態であることが多く，疾患や個人によって機能が低下する部位や臓器，進行の仕方やスピードが様々であるからだ．

また，非がん疾患では，様々な因子が疾患の軌道に大きく影響する．例えば，「適正な治療が行われたかどうか」，「延命治療を選択したかどうか」によって，疾患の軌道が大きく異なる．結果，全経過を通じて非がん疾患の軌道は非常に複雑で多様となる．そのため，非がん疾患では，がんのような月単位，週単位の予後の予測は困難で，共通した予後予測ツールはない．

また，超高齢者では単一疾患で終末期に至る患者は少なく，むしろ肺炎などの急性期疾患が引き金となり，複数の病と障害・不全の連鎖の中で死を迎える患者が多い．そのため，急性期と緩和ケアは常に表裏一体で，急性期に適切に全身のマネジメントを行うことなしに，適切な緩和ケアは存在しない．同様に，急性増悪時に増大する急性期の苦痛に対しても，積極的な緩和ケアの実施が求められる．

適切な緩和ケアを実践するためには，疾患別の特徴を基本的知識として押さえつつ，治療と緩和のバランスをはかりながら，疾患横断的な総合的なアセスメントとアプローチを心掛ける必要がある．

地域包括ケア時代の在宅医療

1．在宅医療の変遷

江戸時代以降医療のスタンダードは往診であった．戦後すぐまでは，急性疾患や看取り時の臨時往診は医療の標準的な形態として社会に定着していた．このような急性疾患に対しての臨時往診中心の在宅医療の時代を我々は「古典的在宅医療」の時代と呼ぶ．この古典的在宅医療は，前後日本が病院の世紀に突入するやいなや急速に廃れていくことになる．

現在のように様々な疾患によって障害を持ち，多くは生命の危機に瀕している在宅療養者に対して24時間体制をとり，計画的に訪問するという「現代的在宅医療」の原型は1970年頃からみられている．

1992年の医療法改正によって，在宅が入院，外来に次ぐ医療の場であることが明記されたが，それから今日までは，在宅医療や在宅ケアの量的拡大が達成され，在宅医療の枠組みや学問としての体系が整備されてきた．

そして2012年に打ち出された「在宅医療・あんしん2012」を境に，在宅医療は新しいステージ，つまり「地域包括ケア時代の在宅医療」の時代に進んできた（**表1**）．

2．地域包括ケアの概念

「地域包括ケア」という政策概念が登場し，多職種が協働して目指す明確な旗印ができた．在宅医療は，単にシステムとして地域包括ケアの起点となるだけでなく，その人の価値観に基づく医療を提供し，その人らしい暮らしの継続を支援するという在宅医療の基本的価値は，地域包括ケアの概念と全く合致するものである．

地域包括ケアは，直接的には我が国の地域医療の活動の中から誕生した言葉であるが，海外でも同様の概念として「community-based integrated care」がある．

この「community-based」には，1つは，地域のニーズに根差すということ，2つ目は地域の資源を使って構築するということ，そして3つ目は，地域の方々の手によってつくり出されるものという意味がある．地域に何が必要かは，地域によって異なるし，また，地域毎に資源も異なる．さらに，地域の方々が主体的にこれらの課題に取り組む方法も地域によって違っている．したがって，地域包括ケアの形は地域によって異なるのは至極当然である．

表 1. 在宅医療の歴史

在宅医療		年代	特徴	社会背景	
古典的在宅医療		～1960年前後	急性疾患(感染症, 脳卒中)に対し医師が往診(宅診⇔往診)	外的疾患(感染症, 母子)脳卒中などの急性疾患 平均寿命 60代	
現代的在宅医療	黎明期	1970年前後～1992年	障害を持つ患者, 終末期の方への24時間, 計画的支援. **家族介護前提(現代的在宅医療の萌芽)**	成人病(がん, 心臓病, 脳卒中)⇒**治す医療, 病院医療**. 平均寿命男:70～75/女:75～85	
	創生期	1992年～2012年	介護保険下の在宅医療(高齢世帯を支える) 供給量の増加(介護保険, 在宅医療, ゴールドプラン), サービスの普及 学問体系, 教育システムの確立	成人病＋老年病 平均寿命男:79/女:87	
	発展期	2012年～	**地域包括ケア時代の在宅医療** (独居などを対象) 多職種協働(**水平統合**)となるべく在宅時々入院(**垂直統合**) 在宅医療のシステム化(市区町村, 医師会) 研究と教育の推進・質の改善	*老年症候群* **超高齢者(85歳↑)**の増加 非がんの緩和 需要爆発, 多死社会 **対象の多様化(小児精神)** 独居高齢者の増加, 家族基盤脆弱, **地域づくり**	障害を持つ人の増加・多様化 緩和ケアニーズの拡大(普遍化)多様化 家族機能・ソーシャルネットワーク脆弱化

もう1つの「integrated care」は統合型のケアという意味である. 今後日本はケアが必要な方たちが爆発的に増加する社会(需要爆発)が訪れるが, その一方で我が国の労働力人口が減少する. つまり, 需要爆発を迎え撃つ医療, 介護の専門職の数が圧倒的に足りない状況(労働力危機)が生まれることが確実な状況となっている. 我々には, 今のように医療やケアの分断を許しているような余裕は全くなくなり, 医療と介護, 病院と地域, 人と人, システム, 理念, すべてをシステムとして統合していかなければ, 21世紀前半の社会を支えていくことは困難である.

3. 地域包括ケアと在宅医療

地域包括ケア時代の在宅医療の対象となる患者・家族の様相は以前とはかなり異なっている. 日本人の死亡のピークが男性87歳, 女性92歳となる中, 在宅医療の対象の多くが複数の老年病を持つmultimorbidityと, 複数の重い障害・不全を持つ人たちとなった. 病が悪化し, 軽微な改善と増悪を繰り返す中で, ぐずぐずと症状が進み, 慢性化, 固定化する, あるいは急に亡くなるという経過をたどる. 後期高齢者の多くは, 疾患や重い障害から解き放たれることはなく, 短期の安定期を生み出すことさえ困難な方も多い.

地域包括ケア時代の在宅医療のもう1つの特徴は, 独居者など家族機能が脆弱な人の存在を前提としていることである. 家族問題も複雑化しており, 子ども世代が仕事で忙しい, あるいは精神疾患や社会的に深刻な問題を抱えているために, キーパーソンや代理意思決定者になり得ないという深刻な事態が当たり前のように存在する社会となった. このように家族機能が明らかに脆弱化する中で, いわゆる互助の役割が見直されている. コミュニティーの力を再生する地域づくりなどの活動は非常に重要になってきている.

「地域包括ケア時代の在宅医療」とは, 一言で言えば在宅医療を核とした医療のシステム化である. 患者の価値に基づいた医療を基軸に, 医療システムを統合していくことが究極の目的である.

需要爆発が起こっている地域包括ケア時代においては, 断片的な資源の提供では支えることは当然困難で, 地域の様々な医療とケア資源を投入・統合し, システム化をはからなければ問題は解決しない. 地域の医療とケアをシステム化するためには, 保険者である市区町村の役割が極めて重要であり, 加えて医師会など地域のステークホルダーがコミットしていることがシステム化成功の条件となる.

おわりに

　進行性の病である神経難病を患う患者とその家族にとっても，障害と苦痛を持つ患者と家族に寄り添い続け，その人の価値に基づいた医療を提供し，その人の価値観とナラティブに基礎を置いた意思決定を継続的に支援しつづける在宅医療の役割は重要である．

　それぞれの地域で，専門医療と在宅医療の連携体制を構築し，難病の方と家族を包括的に支援するシステムを構築していくことが求められている．

文　献

1）Woog P（ed）：Chronic Illness Trajectory Frame-work：The Corbin and Strauss Nursing Model. Springer Publisher Company, 1992.
2）Lynn J：Perspectives on care at the close of life. Serving patients who may die soon and their families：the role of hospice and other services. *JAMA*：**285**（7）：925-932, 2001.

Monthly Book Medical Rehabilitation 増刊号 No.163

もう悩まない！
100症例 から学ぶ
リハビリテーション評価の コツ

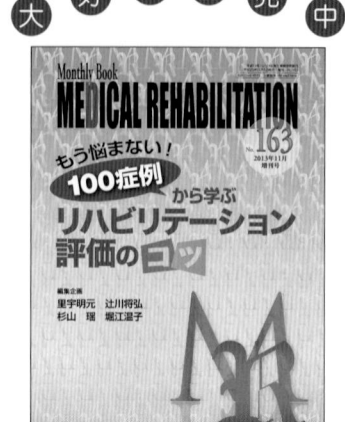

MB Med Reha No. 163
2013 年 11 月号
B5 判　454 頁
定価：（本体価格 4,900 円＋税）

編集企画／里宇明元・辻川将弘・杉山　瑶・堀江温子

リ ハ臨床において重要な位置を占める評価.
膨大な評価項目の中からどの評価を，どの時点で，どのように活用するのか，少ない診療時間の中で，優先度をどこに置き，どのように予後予測やリハ処方に結び付けていくのか，悩むところではないでしょうか.
本書では，実際の診療の流れに沿って，症例ごとに優先度がどこにあるのかが押さえられます. 評価の流れをマスターしたい初学者のみならず，セラピスト，連携する他科の先生方などにも是非とも読んで頂きたい 1 冊です！

Contents

診療前にサッと予習！
外せない評価項目とポイントがパッとわかる！

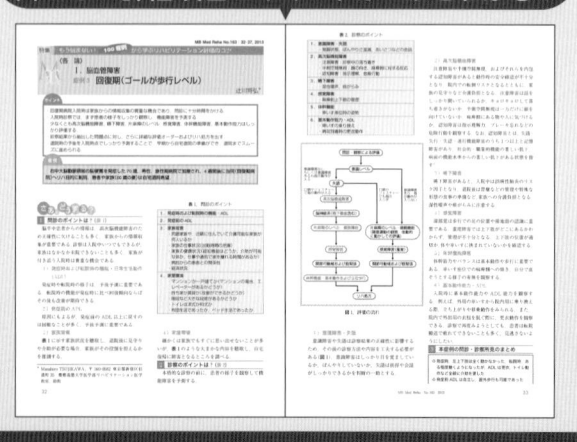

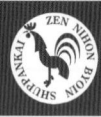

（株）全日本病院出版会

〒 113-0033　東京都文京区本郷 3-16-4
TEL：03-5689-5989　　FAX：03-5689-8030
おもとめはお近くの書店または弊社ホームページ（www.zenniti.com）まで！

MB Med Reha **No.243**：**9-15**, 2019

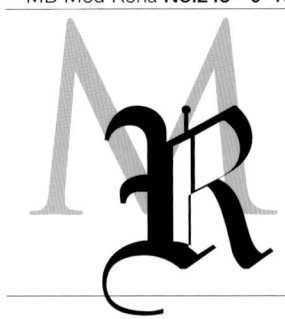

特集／神経難病を在宅でどうみるか

在宅でみる神経難病の特性と軌跡

石垣泰則*

Abstract 神経難病は均一の疾患群ではなく，異なった特性を持った多数の疾患がある．さらに近年は各疾患の亜型が存在することも明らかになっている．根治療法はないが，疾患によっては患者の QOL に貢献できる治療が開発されており，在宅医療の現場においても，患者の求めに応じ活用することが望まれる．神経難病患者の進行期から終末期の医療を担当する在宅医は，自身の担当する神経難病患者の生命予後と疾患の軌跡(illness trajectory)を理解し，どの治療により疾患の軌跡がどのように変わるかを知る必要がある．そこで適切な治療を行い，十分な緩和ケアを提供することが在宅で暮らす神経難病患者の療養に資することになる．近年，神経難病の根治療法を目指す再生医療の分野において様々な治療法が考案され，患者にとっての光明が見出されている．在宅医療においても，医療者が患者の希望を支え，生命の延伸と QOL に資する医療を提供する気概を持つことが大切である．

Key words 神経難病(neurological intractable disease)，疾患の軌跡(illness trajectory)，緩和ケア(palliative care)，人工多能性幹細胞(induced pluripotent stem cells；iPS cell)

神経難病とは

2015 年 1 月に制定された「難病の患者に対する医療等に関する法律」(難病法)で，難病は，① 発病の機構が明らかでなく，② 治療方法が確立していない，③ 希少な疾患であって，④ 長期の療養を必要とするもの，という 4 つの条件を満たす疾患と定められた[1]．指定難病は，筋ジストロフィーをはじめとする小児慢性特定疾患も包括され，その数は 330 疾患を超えている．罹患臓器別に 15 疾患群に分類され，83 の神経・筋疾患(2018 年 4 月現在)を神経難病と称するようになった(**表 1**)．神経難病には神経変性疾患，免疫性神経疾患，希少難病性筋疾患，プリオン病などの感染症，白質脳症，希少てんかん，遺伝性疾患が含まれる．神経難病を代表する神経変性疾患の病変主座は神経系

に限局することが多いが，神経筋障害に多臓器障害を合併する疾患も多数ある．また，神経筋疾患に分類されていないが，神経症状を呈するウィルソン病や副腎白質ジストロフィーなども知られている[2]．

難病法は，「確率は低いものの，誰にも発症する可能性のある難病患者とその家族を，社会が包含し支援することがふさわしい」との考え方に基づき成立した．医療費助成制度をはじめ医療提供体制確保，難病医療に関する人材養成，難病に関する調査・研究，治療開発，療養生活の環境整備，福祉サービスや就労支援に関する施策が行われている．同法の目標は，難病に対する正しい知識の普及啓発をはかり，難病患者が差別を受けることなく，地域で尊厳を持って生きることのできる社会の構築である．本稿では，多岐にわたる神経難

* Yasunori ISHIGAKI，〒 113-0033 東京都文京区本郷 4-1-7 第 2 近江屋ビル 301 医療法人社団悠輝会コーラルクリニック，理事長

表 1. 難病法における神経筋疾患に分類される指定難病の一覧

告示番号	病　名	疾患区分
1	球脊髄性筋萎縮症	神経変性疾患
2	筋萎縮性側索硬化症	神経変性疾患
3	脊髄性筋萎縮症	神経変性疾患
4	原発性側索硬化症	神経変性疾患
5	進行性核上性麻痺	神経変性疾患
6	パーキンソン病	神経変性疾患
7	大脳皮質基底核変性症	神経変性疾患
8	ハンチントン病	神経変性疾患
9	神経有棘赤血球症	神経変性疾患
10	シャルコー・マリー・トゥース病	神経変性疾患
11	重症筋無力症	免疫性神経疾患
12	先天性筋無力症候群	希少難病性筋疾患
13	多発性硬化症／視神経脊髄炎	免疫性神経疾患
14	慢性炎症性脱髄性多発神経炎／多巣性運動ニューロパチー	免疫性神経疾患
15	封入体筋炎	希少難病性筋疾患
16	クロウ・深瀬症候群	免疫性神経疾患
17	多系統萎縮症	神経変性疾患
18	脊髄小脳変性症(多系統萎縮症を除く)	神経変性疾患
22	もやもや病	脳血管障害
23	プリオン病	プリオン病および遅発性ウィルス感染症
24	亜急性硬化性全脳炎	プリオン病および遅発性ウィルス感染症
25	進行性多巣性白質脳症	プリオン病および遅発性ウィルス感染症
26	HTLV-1 関連脊髄症	HAM ならび HTLV-1 陽性難治性疾患
27	特発性基底核石灰化症	神経変性疾患
29	ウルリッヒ病	希少難病性筋疾患
30	遠位型ミオパチー	希少難病性筋疾患
31	ベスレムミオパチー	希少難病性筋疾患
32	自己貪食空胞性ミオパチー	希少難病性筋疾患
33	シュワルツ・ヤンペル症候群	希少難病性筋疾患
111	先天性ミオパチー	希少難病性筋疾患
112	マリネスコ・シェーグレン症候群	希少難病性筋疾患
113	筋ジストロフィー	筋ジストロフィー
114	非ジストロフィー性ミオトニー症候群	希少難病性筋疾患
115	遺伝性周期性四肢麻痺	希少難病性筋疾患
116	アトピー性脊髄炎	神経免疫性疾患
117	脊髄空洞症	神経変性疾患
118	脊髄髄膜瘤	神経変性疾患
119	アイザックス症候群	免疫性神経疾患
120	遺伝性ジストニア	神経変性疾患
121	神経フェリチン症	神経変性疾患
122	脳表ヘモジデリン沈着症	運動失調症
123	禿頭と変形性脊椎症を伴う常染色体劣性白質脳症	成人発症白質脳症

表 1. つづき

告示番号	病　名	疾患区分
124	皮質下梗塞と白質脳症を伴う常染色体優性脳動脈症	成人発症白質脳症
125	神経軸索スフェロイド形成を伴う遺伝性びまん性白質脳症	成人発症白質脳症
126	ペリー症候群	遺伝性神経変性疾患
127	前頭側頭葉変性症	神経変性疾患
128	ビッカースタッフ脳幹脳炎	免疫性神経疾患
129	痙攣重積型(二相性)急性脳症	小児の急性脳症・けいれん重積状態
130	先天性無痛無汗症	遺伝性疾患特発性後天性全身性無汗症
131	アレキサンダー病	遺伝性白質疾患
132	先天性核上性球麻痺	希少てんかん
133	メビウス症候群	先天異常症候群
135	アイカルディ症候群	希少てんかん
136	片側巨脳症	希少てんかん
137	限局性皮質異形成	希少てんかん
138	神経細胞移動異常症	希少てんかん
139	先天性大脳白質形成不全症	遺伝性白質疾患
140	ドラベ症候群	希少てんかん
141	海馬硬化を伴う内側側頭葉てんかん	希少てんかん
142	ミオクロニー欠神てんかん	希少てんかん
143	ミオクロニー脱力発作を伴うてんかん	希少てんかん
144	レノックス・ガストー症候群	希少てんかん
145	ウエスト症候群	希少てんかん
146	大田原症候群	希少てんかん
147	早期ミオクロニー脳症	希少てんかん
148	遊走性焦点発作を伴う乳児てんかん	希少てんかん
149	片側痙攣・片麻痺・てんかん症候群	希少てんかん
150	環状 20 番染色体症候群	希少てんかん
151	ラスムッセン脳炎	希少てんかん
152	PCDH19 関連症候群	希少てんかん
153	難治頻回部分発作重積型急性脳炎	小児の急性脳症・けいれん重積状態
154	徐波睡眠期持続性棘徐波を示すてんかん性脳症	希少てんかん
155	ランドウ・クレフナー症候群	希少てんかん
156	レット症候群	ミトコンドリア病
157	スタージ・ウェーバー症候群	希少てんかん
158	結節性硬化症	神経皮膚症候群
159	色素性乾皮症	神経皮膚症候群
177	ジュベール症候群関連疾患	ミトコンドリア病
201	アンジェルマン症候群	先天異常症候群
307	カナバン病	遺伝性白質疾患
308	進行性白質脳症	遺伝性白質疾患
309	進行性ミオクローヌスてんかん	希少てんかん
320	先天性グリコシルホスファチジルイノシトール(GPI)欠損症	先天性代謝異常

病の特性を整理し，在宅で患者をみる際に難病法の精神に則り留意すべき点に関して解説する．

神経難病医療

在宅医療現場で比較的よく遭遇する神経難病には，筋萎縮性側索硬化症，パーキンソン病関連疾患，多系統萎縮症，脊髄小脳変性症をはじめとする神経変性疾患，多発性硬化症/視神経脊髄炎，重症筋無力症などの免疫性神経疾患，筋ジストロフィーなどがある．これらの疾患の療養には，「患者と家族，介護者の多大なる精神的・肉体的・社会的負担のうえで実施される」という特性がある．これらの疾患は神経・筋を系統的に侵し，初発症状は手足の動きがぎこちない，歩行が不安定，喋りにくい，手足がしびれる，ふるえるなどの症状で発症することが多い．進行に伴い認知症が現れる，自律神経障害が合併し血圧が不安定になる，失禁や便秘をきたす，摂食嚥下障害のため栄養障害や誤嚥を生じる，呼吸障害を生じるといった，重度の生活障害や生命予後にかかわる課題が生じてくる．

医学生や若手医師が学ぶ教科書には，例えばパーキンソン病に関しては，その診断や画像検査，治療薬や外科的治療などについて紹介されており，適切な治療により発症後10年程度は普通の生活が可能である，と解説されている[3]．一方，進行期以降の心身の経過についての具体的解説は乏しく，改善困難な症状への対応や治療が不首尾に終わった場合の状態についての記載はほとんどない．疾病の診断と初期治療を学ぶ機会は豊富であるが，神経難病の在宅医療現場で遭遇する進行期あるいは終末期における詳細な病状，治療ならびに援助法の実践に関する記述は少ない．その理由としては，進行期以降の神経難病の病態は個々の患者により極めて多様であること，教科書の執筆者は病院の医師や大学の研究者などであることが多く，在宅医療や終末期医療の実践機会が乏しいことなどが推測される．神経難病患者の在宅医療を実践する場合，神経難病の病態や治療を熟知

したうえで，在宅医療特有の診療技術を駆使して診療に当たる必要がある．しかし，一人の医師がその両立をすることは難しいため，在宅医と神経内科専門医の連携の重要性がここにある．

神経難病の状態像

1．心身の症状と機能の観点から

神経難病の症状の主体は中枢神経ならび末梢神経，筋に由来する症状であり，運動機能障害をはじめ，うつなどの精神症状，認知症，不眠，感覚障害，自律神経症状が挙げられる．運動機能障害は筋力低下や麻痺，運動失調，パーキンソニズム，不随意運動などである．精神症状は患者本人のみならず，介護する家族に大きなダメージを与え，場合によっては地域で生活を営むことができなくなることもある．感覚障害は主観的であるため，他者の理解が得にくく，本人にとってつらい症状である．自律神経症状は原疾患に由来すると理解されないこともあり，排泄や性機能にかかわる障害はその人の尊厳・QOL（生活の質・人生の質）にかかわり，呼吸・循環器系の症状は生命予後に関連する．

神経難病の臨床課題は，日常生活動作（activities of daily living；ADL）にかかわる障害，栄養障害，廃用症候群，感染症などである．ADL には基本的日常生活動作能力（basic activity of daily living；BADL）である歩行や移動，食事，更衣，入浴，排泄，整容などの身のまわりの日常的な身体動作と手段的日常生活動作能力（instrumental activities of daily living；IADL）と呼ばれる，交通機関の利用や電話の応対，買い物，食事の支度，家事，洗濯，服薬管理，金銭管理など，自立した生活を営むためのより複雑な活動が含まれる．

神経難病患者は同年齢の健康人と比較し低体重の傾向がある．栄養摂取量低下のほか，摂食嚥下障害，エネルギー消費の増大，薬剤の影響，うつ状態に伴う食欲低下などの様々な因子が関与するとされ，栄養障害が進展すれば免疫力が低下し，感染症にかかりやすくなり，創傷の治癒が遅れ，

身体活動が低下する．栄養にかかわる課題は生命予後のみならず QOL へも影響を及ぼす．

2．神経難病の重症度

代表的神経難病には疾患別に重症度の分類やスケールがある．パーキンソン病の重症度は古来 Hoehn-Yahr ステージが使われているが[4]，神経内科専門医はより詳細なパーキンソン病統一スケール（UPDRS）を用いることが多い[5]．筋萎縮性側索硬化症の重症度分類は ALS 機能評価スケール改訂版（ALS functional rating scale-revised；ALSFRS-R）が用いられ[6]，脊髄小脳変性症や多系統萎縮症では脳卒中の重症度分類で利用された modified Rankin Scale（日本語版）で食事，栄養，呼吸の評価スケールが利用されている[7]．免疫性神経疾患である多発性硬化症では Kurtzke 尺度として知られている EDSS（expanded disability status scale）が総合障害度スケールとして用いられ[8]，重症筋無力症では MGFA が用いられている[9]．

3．合併症

感染症は神経難病患者にしばしば合併する．肺炎は嚥下障害，呼吸障害をきたす神経難病で死因第 1 位に挙げられる．排尿障害が誘因となる泌尿器感染症ならびに栄養障害や便秘を背景とする消化器系の感染症にも注意する必要がある．これらの感染症は難治性のことも多く，敗血症に至る場合もある．抗菌剤の選択やその使用はもとより，日頃の看護や介護を通じての予防対策が重要である．神経難病の生命予後に最も影響するのは感染症である．

廃用症候群は不適切な安静により引き起こされる．神経難病では運動機能障害に伴って生じることが多い．精神的な廃用症候群は認知症に至る場合がある．運動器における筋萎縮や関節拘縮は転倒を生じ，寝たきりに移行する要因となる．呼吸・循環・消化・排泄など生命を維持する機能，免疫にかかわる機能にも廃用症候群は生じる．褥瘡は血液還流が一定時間以上途絶えることで発症する皮膚と皮下組織の阻血性壊死である．しか

し，褥瘡は皮膚の局所的な病変としてではなく，運動障害や栄養障害を背景に生じた全身的病変の一環として捉えることが重要である．予防のためには，日頃の生活習慣を見直し，全身状態を改善するよう働きかける必要がある．廃用症候群は ADL，QOL，生命予後すべてに影響を及ぼす．

がんは，今や日本人の 2 人に 1 人が罹患する疾患といわれている．神経難病患者ががん検診を受けることには援助が必要で，様々な障壁がある．時としてがんの初期症状が隠されるため，ステージが進行して初めて発見されることもある．栄養状態の悪化，身体活動の低下，認知症の悪化といった現象の裏に，脱水症や感染症のみならずがんの存在があり得ることを医療者は念頭に置く必要がある．

4．神経難病の疾患の軌跡

Lynn は疾患の軌跡（illness trajectory）を，① がんのように最後の短期間で活動が低下する群，② 慢性の臓器疾患を抱え，長期に亘り障害が進行し，周期的に悪化あるいは予測不可能のタイミングで死に至る群，③ 虚弱あるいは認知症で徐々に活動が低下し死に至る群の 3 パターンに分類した．有能な医師は患者の疾患の軌跡に沿って，終末期患者に寄り添い援助すると述べている[10]．根治療法はもとより対症療法さえもない神経難病の軌跡は，Lynn の提唱するパターンに当てはめた場合，無治療の筋萎縮性側索硬化症は ① に相当するかもしれないが，多系統萎縮症は ② のパターンが妥当かもしれない．多くの神経難病の終末期を捉えているのは ③ に相当する．日本神経学会はパーキンソン病診療ガイドラインの中で，パーキンソン病患者の終末期を踏まえた医療およびケアはどうあるべきかのクリニカルクエスチョンに対し，治療による改善の余地がないか十分検討すると回答している．終末期においては QOL を重視した緩和ケアが重要となり，医療従事者は患者・家族に適切な情報を提供し，その意思を尊重し，胃瘻造設・気管切開などの侵襲的医療を含めた治療方針を決定するとしている[11]．パーキンソン病においても亜型があり，経過や治療への反

応性が多彩であり，それぞれにおける疾患の軌跡は様々である．また，胃瘻造設や気管切開を実施するか否かによって，疾患の軌跡は大きく変わってくる．

神経難病の治療

1．根治療法

様々な臓器に分化する能力を持つ幹細胞を患者自身から採取し，増殖したうえで患者に戻す再生医療は，これまで治療が困難であった疾患や外傷から回復させることができる可能性を持った医療である．京都大学の山中伸弥教授が開発したiPS細胞(人工多能性幹細胞)は，患者の細胞に少数の因子を導入・培養することで，様々な臓器に分化し，増殖する能力を持つ細胞である．その技術を用いて，京都大学iPS細胞研究所髙橋淳教授の研究チームは京都大学医学部附属病院で2018年8月パーキンソン病患者へiPS細胞を移植する治験を開始した[12]．また，神経難病患者のiPS細胞を用いた創薬の試みが筋萎縮性側索硬化症とパーキンソン病で行われている．困難とされてきた神経難病の根本的治療に道筋が見えてきたことに期待する．

2．対症療法

根治療法の研究は進んでいるものの，実臨床に普及するには当面時間が掛かる見込みであるため，今のところ対症療法が現実的である．対症療法は疾患そのものを治す治療ではないが，疾患によっては患者の心身機能や生活能力を改善し，QOLの向上に大いに貢献する．対症療法を適切にかつ十分に駆使することで，患者は生きる活力を獲得し，病気に立ち向かう勇気を得る．パーキンソン病や免疫性神経疾患に関しては日本神経学会が編集した疾患ガイドラインに詳細が記載されている．多彩な症状を呈する神経難病の対症療法は，多剤併用に陥りやすいため，治療を進めるうえで薬剤同士の相互作用や副作用に留意する必要がある．胃瘻造設や気管切開を行い，生命機能を維持することは延命治療と捉えるか，緩和ケアと捉えるか判断が難しい場合がある．同じ医療行為であっても，延ばす目標が生命であれば延命治療となり，人生であれば緩和ケアとなる．そして，尊厳を維持するために不可欠な対症療法はコミュニケーションに関する治療である．文字盤や口文字は広く介護現場で使用されているが，IT技術やAI(人工知能)の応用が期待されている．

3．合併症治療

心身の状況に応じて生じる合併症と偶発的に生じる合併症が挙げられる．誤嚥性肺炎は嚥下障害に伴って生じるため前者であり，インフルエンザの流行期に生じたウィルス性肺炎は後者である．廃用症候群は代表的合併症であるが，その治療には薬剤のみならず，リハビリテーション医療や介護サービスが有効である[13]．神経難病のリハビリテーション医療は，身体機能と生活機能の改善のみならず，社会生活への参加と人としての尊厳の獲得に貢献する．

神経難病患者が在宅療養を継続することが困難となる理由には，認知症の進行，食事が口から摂れなくなること，呼吸困難のため吸引が必要となること，排泄の管理が困難となること，今までできていたことができなくなるなどが挙げられ，複数の要因が重層的に介護者にのしかかるためである．患者の昼夜のリズムが逆転し，介護者が睡眠時間を確保することが困難となれば，その療養生活は破綻する．医師は患者と家族に対し，神経難病の進行した際の症状と合わせ，必要な治療と可能な治療，予想される生活状況や介護の手間，必要な援助手段を伝え，治療を行うよう求められる．

さいごに

神経難病の患者年齢層は小児若年者，青壮年者，老年者と幅広く，年代により抱える責任や生命の意味が異なる．小児若年者には教育や成育，親から受けるケアにおける課題があり，青壮年者には生活や就労の維持，結婚や出産，子育てにかかわる課題がある．老年者には加齢に伴う心身の障害や介護にかかわる課題を抱える．特に遺伝の問題を抱えているケースには，安易な同情は避

け，早期に専門家による遺伝相談へ繋げるなどの適切な対応を心がける．病状の進行に伴う身体機能の喪失は，心理面での絶望感に繋がるため，身体のみならず精神的要素に焦点を当てた包括的サポートの提供が必要となる．有名な理論物理学者のスティーヴン・W・ホーキングは 21 歳で筋萎縮性側索硬化症と診断されたが，その著書で，「運動神経障害をもたらす病気である筋萎縮性側索硬化症にかかるというかなりの不運を別にすれば，私はほとんどすべての面で幸運だった．妻のジェーンと子どもたち，ロバート，ルーシー，ティミーの助けと支えのおかげで，私はかなり普通の生活を営むことができ，仕事のうえでも成功を収めることができた．理論物理学を選んだ点でも，私は幸運だった．理論はすべて頭の中のことだからである．そのために，私の障害も大きなハンディキャップにはなっていない．」と述べている[14]．また，D. オリバーらが紹介した筋萎縮性側索硬化症患者は，「現代の医師は病気を治せないからといって患者を助けることができないと思ってはいけない．医師は共感的理解と友情によって患者を助けることができる」と述べている[15]．医師は在宅にあっては，最期まで難病患者の治療に取り組まなければならない．

文 献

1) 厚生労働省健康局難病対策課：難病の患者に対する医療等に関する法律の概要．〔https://www.mhlw.go.jp/file/06-Seisakujouhou-10900000-Kenkoukyoku/0000128881.pdf〕(2019 年 5 月 4 日アクセス)

2) 益財団法人難病医学研究財団：難病情報センター．〔http://www.nanbyou.or.jp/〕(2019 年 5 月 4 日アクセス)

3) 岡庭 豊ほか：神経・精神・運動器疾患，変性疾患．イヤーノート 2016 内科・外科編，J-122〜J-138，メディック・メディア，2016．

4) Hoehn M, Yahr M："Parkinsonism：onset, progression and mortality". *Neurology*, **17**(5)：427-442, 1967.

5) Fahn S, et al(eds)：Recent Developments in Parkinson's Disease, Vol 2. Macmillan Health Care Information, pp. 153-163, pp. 293-304. 1987.

6) Cedarbaum JM, et al：The ALSFRS-R：a revised ALS functional rating scale that incorporates assessments of respiratory function. BDNF ALS Study Group(Phase Ⅲ). *J Neurol Sci*, **169**：13-21, 1999.

7) 篠原幸人ほか，mRS 信頼性研究グループ：modified Rankin Scale の信頼性に関する研究—日本語版判定基準書および問診表の紹介—．脳卒中，**29**：6-13，2007．

8) Kurtzke JF："Rating neurologic impairment in multiple sclerosis：an expanded disability status scale(EDSS)". *Neurology*, **33**(11)：1444-1452, 1983.

9) Jaretzki A 3rd, et al. Myasthenia gravis：recommendations for clinical research standards. Task Force of the Medical Scientific Advisory Board of the Myasthenia Gravis Foundation of America(MGFA). *Neurology*, **55**：16-23, 2000.

10) Lynn J：Perspectives on care at the close of life. Serving patients who may die soon and their families：the role of hospice and other services. *JAMA*, **285**(7)：925-932, 2001.

11) 「パーキンソン病診療ガイドライン」作成委員会 日本神経学会(監修)：パーキンソン病診療ガイドライン 2018．pp. 170-173，医学書院，2018．

12) 山中伸弥：iPS 細胞研究の未来，齋藤英彦(編)，医の希望，pp. 103-128，岩波書店，2019．

13) 日本老年医学会・日本在宅医学会・国立長寿医療研究センター：慢性期医療に対する在宅医療・介護サービス 神経変性疾患：高齢者在宅医療・介護サービスガイドライン 2019，ライフ・サイエンス，pp. 35-41，2019．
Summary 従来，在宅医療は個別性が高く，担当医の裁量が大きな分野であった．在宅医療分野，の初となるガイドラインである．

14) スティーヴン・W・ホーキング：ホーキング，宇宙を語る—ビッグバンからブラックホールーまで，林 一(訳)，p. 6，早川書房，1989．

15) D. オリバーほか：非悪性腫瘍の緩和ケアハンドブック—ALS(筋萎縮性側索硬化症)を中心に—，v-vi，中島 孝(監訳)，西村書店，2017．
Summary ALS の告知から死に至る全体の経過を通したケアについて，医学的側面のみならず全人的観点から具体的にわかりやすく解説されている．

医療・看護・介護で

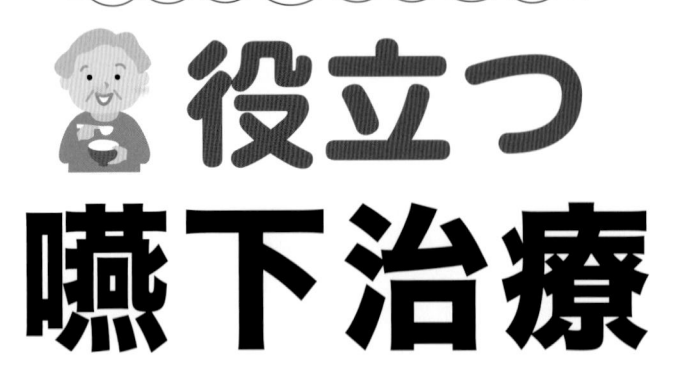

役立つ 嚥下治療

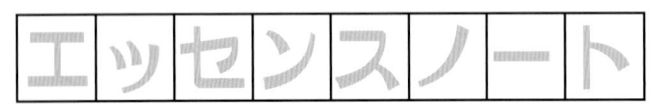

エッセンスノート

完全側臥位などの手法を、イラストや写真で解説！

編著 福村直毅 社会医療法人健和会健和会病院, 健和会総合リハビリテーションセンター長

A5判 全202頁 定価3,300円＋税 2015年11月発行

嚥下障害治療に医師、看護・介護、歯科、言語聴覚士、栄養科など様々な視点からアプローチ！

超高齢社会を迎え、医療・看護・介護の現場で今後ますます必要とされる嚥下治療。本書は、嚥下障害の定義、咽頭・喉頭の構造、誤嚥のメカニズムなどの医学的な基礎を踏まえ、実際の検査や治療、日々のケアまで具体的に解説しました。食事介助、歯科診療、嚥下訓練、栄養管理など、各職種の専門性を活かしたチーム医療を進めるうえで知っておきたい知識も満載。
嚥下治療に関わるすべての方々のための実践書です。

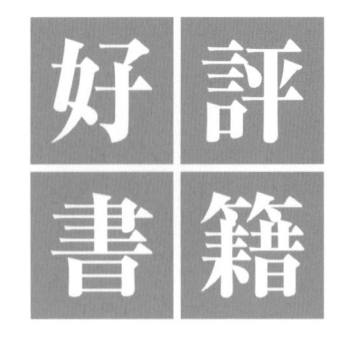

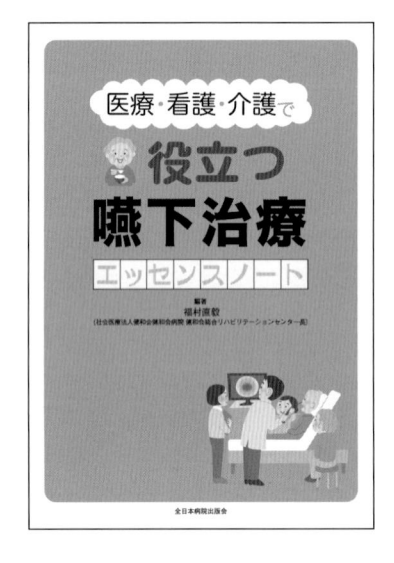

CONTENTS

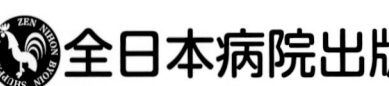 全日本病院出版会
www.zenniti.com
お求めはお近くの書店または弊社ホームページまで！

〒113-0033 東京都文京区本郷3-16-4 Tel:03-5689-5989
Fax:03-5689-8030

MB Med Reha **No.243**：**17-23**, 2019

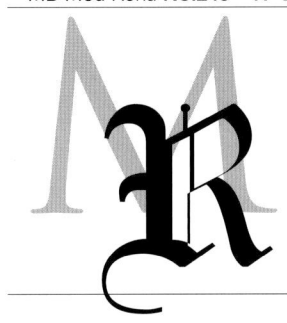

特集／神経難病を在宅でどうみるか

神経難病の在宅でのリハビリテーションアプローチ

堀田富士子*

Abstract 神経難病に対して地域リハビリテーションは生活のしづらさを緩和する目的で介入している．具体的には移乗・移動障害のために初期介入の依頼を受けることが多い．軽症時からの運動療法は過用にならない限り有用とされている．ただし神経難病の障害はコミュニケーション障害や排泄障害など多層的であり，障害全体を把握することから取り掛かる．それには疾患軌道特性も念頭に置かなければならない．神経難病は多くは緩徐進行性であり，生命予後は様々だが，終末疾患である．これから起こることを念頭に置いて，リハビリテーション内容の優先順位を決めていく．その際，経済的問題，心理的問題，家族への対応などソーシャルワークは欠かせない．

リハビリテーション専門職によるサービス提供の時間は制度上，限られており，タイミング良く介入し，非専門職と協働でより良い在宅療養を構築できるようケアプランへ組み込んでもらうことを重視している．

Key words 地域リハビリテーション(community rehabilitation)，ソーシャルワーク(social work)，多職種協働(transdisciplinary team)，ケアプラン(care plan)，二次障害予防(secondary disability prevention)，quality of life；QOL

地域リハビリテーションは生活のしづらさを緩和する

神経難病の在宅療養者から受けるリハビリテーションの依頼は，移乗・移動障害で始まることが多い．訪問系のサービスを多く利用し療養されている患者/利用者の多くは，屋内ではほぼ伝い歩き，介助歩行あるいは何らかの歩行補助用具を利用して移動されている．外出は難しく，実際には車椅子利用などさらに工夫が必要である．

リハビリテーションはもとより dysmobility（運動・動作を含めた種々の活動の障害）あるいは motor control（運動調節）を軸に発展してきた医療技術体系である．自分で自分の体を自由に動かす，これは人間の基本的欲求である．身体的のみならず，精神的，社会的・職業的にも正常な生活

を営むべく最高の生活機能を獲得できるように行う治療と訓練がリハビリテーションである．それゆえ，在宅という限られた場と時間，社会資源の中でいかに目の前にある障害をコントロールし，それによって生活のしづらさを緩和するために訪問での介入を行っている．

神経難病をひとくくりにはできないが，あえてその特徴をいくつか挙げると，まず完全には治癒しないことが挙げられる．ただし生命予後はそれぞれで，緩徐進行性ながら生命予後はそれほど悪くないものもある．一方で数年というスパンであるが症状は進行し死に至るもの，つまり終末期まで考えなくてはならない疾患群もある．それゆえ，症状のみならず，疾患別の経過特性[1]を把握しておく必要がある．

* Fujiko HOTTA，〒 131-0034 東京都墨田区堤通 2-14-1 東京都リハビリテーション病院医療福祉連携室，室長

リハビリテーション介入の実際
—重要なケアプラン，ソーシャルワーク—

　様々な主訴に対してリハビリテーションでは対応を検討していくが，栄養，呼吸障害，排泄，コミュニケーションに関しては別稿で解説があるので，ここでは移乗・移動障害を中心に訪問リハビリテーションの立場からお示ししたい．

　訪問リハビリテーションとは理学療法士（PT）/作業療法士（OT）/言語聴覚士（ST）が自宅に訪問して各種サービスを提供することを意味する俗称である．法的には病院・診療所・介護老人保健施設からのPT/OT/ST派遣のみを指す．実際の療法士の派遣は訪問看護サービスの一部としても可能であり，状態像に合わせて訪問看護としてケアプランに組み込む方法もある．訪問リハビリテーションでも介護保険と医療保険の併用はない．

　訪問リハビリテーションで目指すものは介護負担の軽減をはかりつつ，二次障害を防ぐこと，そして患者/利用者の最高のQOLである．神経難病では廃用だけでなく，過用（overuse）とならない配慮が必要である．そのため基本的には安楽に生活できるセッティングを心がける．過用かどうかの判断では血清CK値を参考にしても良い．一方で，どんなに障害が重くても，ICF（国際生活機能分類）の視点から"社会参加"というキーワードを忘れずに検討するのがリハビリテーションの立場である．そのためにも座位を取ること，離床が可能となることは非常に意義深い．

　二次障害の代表的なものは，転倒である．転倒の約1割では骨折を伴い，それによる安静等で拘縮などさらなる運動障害を引き起こしやすい．転倒以外，安静を強要させられる状態，例えば感染症で高熱を出すなどの状況では同様に運動障害の増悪が認められるため体調管理に配慮しなければならない．大手術や外傷後ではそれらの身体的ストレスによるものか，術後などの安静によるものか不詳だが，状態像悪化が認められることが多い．外傷はできるだけ予防し，手術の場合にはそ

のメリット・デメリットを確認のうえ慎重に対応すべきである．どうしても必要な場合は術後の状態像悪化を念頭にした入院計画も必要であろう．

　もし状態像の悪化があった場合はできるだけ早期に，リハビリテーションを可能な範囲で頻回に導入する．急性増悪などでは一時的に医療保険を利用した訪問リハビリテーション，訪問看護サービスが認められている（医療機関：6月に1回に限り14日を限度として1日4単位に限り可能，訪問看護ステーション：特別指示書の交付によって14日間を限度として実施可能）．また関係する介護保険関連職や介護者などと協力し手厚いリハビリテーション的ケアの提供が望まれる．

　難病における在宅でのリハビリテーションの目的は前述のとおり，生活のしづらさの緩和にあり，主眼は機能回復やそのための訓練にはない．神経難病に限らず，リハビリテーションでは歩く，移動するという能力を失っていく過程において，その能力を補完あるいは代替するものを提示し，その使い方を指導する過程において身体面にアプローチしていく．そのような移動能力を補完・代替するものとして下肢装具，杖・歩行器などの歩行補助用具，車椅子などがある．

　これらを活用するにはケアプランが必要となる．福祉用具の多くは介護保険によるレンタルでまかなえる．若年者など介護保険対象外の場合，医療保険，障害者総合支援法（身体障害者手帳による支援）を活用する．リハビリテーションでは，障害と福祉用具のマッチング，道具の試用，使用方法の指導を行っていく．そのため診察後に現状での障害像と，これから起こることが予測される症状についてケアマネジャーに伝え，福祉用具のレンタルや訪問リハビリテーションの介入をケアプラン全体への組み入れを検討してもらっている．症状の進行が速いなど，対応にはスピードが求められる場合もあり注意が必要である．福祉用具はデモンストレーションを実施してもらってからレンタルをしたほうが良い．便利な一方で操作には機械リテラシーが要求され，使うのに慣れが

表 1. 厚生労働大臣が定める疾病等

末期の悪性腫瘍	プリオン病
多発性硬化症	亜急性硬化性全脳炎
重症筋無力症	ライソゾーム病
スモン	副腎白質ジストロフィー
筋萎縮性側索硬化症	脊髄性筋萎縮症
脊髄小脳変性症	球脊髄性筋萎縮症炎
ハンチントン病	慢性炎症性脱髄性多発神経炎
進行性筋ジストロフィー症	後天性免疫不全症候群
パーキンソン病関連疾患 ・進行性核上性麻痺 ・大脳皮質基底核変性症 ・パーキンソン病（ホーエン・ヤールの重症度 　分類がステージ3以上であって生活機能障害 　度がⅡ度またはⅢ度のものに限る）	頚髄損傷
	人工呼吸器を使用している状態
多系統萎縮症 ・線条体黒質変性症 ・オリーブ橋小脳萎縮症 ・シャイ・ドレーガー症候群	

必要となる．複雑な機器操作は介護負担感を増強させることにもなりかねない．

　本人や家族の障害の受け止め方もリハビリテーションの進め方に影響する[2]．障害に対する福祉用具貸与や介助方法などの対応にほぼ目途がついても，本人や家族の受け入れが得られない場合もある．訪問リハビリテーションが介入するタイミングの多くはケアプランが訪問系サービス中心に切り替わるときである．現在は多くの患者/利用者がいわゆる告知を受けているが，筆者の印象では，特に発症初期においてそれをそのまま受け止めている対象者はほとんどいない．訪問リハビリテーションに対して，過度の期待を感じる場合も多い．その多くはもう一度自分の足で歩きたい，という希望である．麻痺や筋緊張の状態によっては，装具を作成し歩行訓練を取り入れることも行う．並行して安全に移動できる手段も提案している．感冒で寝込む，あるいは腹痛でベッド臥床の状態が続くなどの安静を強いられた場合の状態像悪化は神経難病では著しい．大きな手術や特に転倒などによる打撲，あるいは骨折などは二次障害として避けなければならない．本人・家族の意向を尊重するのはもちろんだが，どのような意図で福祉用具を利用するのか，そのことを伝え，了解

を得ている．一方で，落ち込みが強く，無気力となり何も選ばないというケースもある．病状告知の受け止めの様子を知ることはリハビリテーションを進めるうえでも重要となる．

　環境設定も安楽なもの，簡単な操作のものを積極的に選定している．中にはリハビリテーションのためと，ややつらいセッティングを選ぼうとする対象者もいるが，疲労が強くなり，それも二次障害につながり得ることを説明している．基本的には椅子，ベッドといった洋式の生活をベースに，安全性と壊れにくい丈夫な作りであることを重視している．住宅改修では水回りや天井走行式のリフター，昇降機など大掛かりなものについては導入時期，使用頻度，費用などをさらに考え取り組む必要がある．状態像の変化のスピードによっては改修しても利用できないということが起こりかねないためである．

　訪問リハビリテーションは個別に生活の場で介入できるので非常に有用なサービスである．訪問リハビリテーションの利用で，障害と目的に合った福祉用具の選定と使用方法指導が可能である．介入する際，介護保険利用では通常週1回40～60分の訪問リハビリテーションが多い．これだけで何かを生活に取り入れていくのは困難であり，何

らかの動作・活動等の獲得を目標とするにはやはり頻度・回数を重ねる必要がある．そのため，関係する他の職種と法の定める範囲で生活の中でのリハビリテーションを取り入れる工夫を検討する．特に訪問看護サービスとの協働は重要である．厚生労働大臣が定める疾病等（**表1**）の場合，医療保険での訪問看護が週4日以上利用可能となるため，これにより訪問看護は医療保険で派遣するなど，どの社会資源を利用するか前もってのプランニングが必要である．介護保険外の社会資源の利用については医療者側からの積極的な提案が必要な場合が多い印象である．

最重度の障害の時期には関節可動域の保持も清拭・入浴，更衣などの保清に役立つ．清潔が保てることは尊厳の維持につながる．この時期ケアプランは介護中心となり，リハビリテーション専門職の利用をケアプランに組み込むこと自体が難しくなることが多いため，1～2回のポイントでのサービス提供などを実施している．

リハビリテーションの視点から知っておきたい疾患軌道・経過特性

1．パーキンソン病[3]~[5]

緩徐進行性疾患の代表格である．与薬コントロールが重要かつ有用で，急に悪化することはないとされる疾患である．平均寿命も健常者とほぼ変わらなくなってきていると認識している[6]．

訪問リハビリテーションを実施する対象者はHoehn-Yahr分類でⅣ，Ⅴの方たちより重度者が中心である．発症後7～8年までくらいなら普通に動くことが可能とされるが，オン・オフ現象により状態像が全く異なるケースもある．筆者の経験では午前中は要支援レベルだが，夕方になるにつれて無動が強く，動けない，夜は内服も不能という発症6年目，要介護4のケースがあった．対象者がパーキンソン病の場合，細かく生活パターンを確認し，薬効のモニタリングに参加するとともに体調の良い時間帯を選んで介入できるようケアプラン計画者（ケアマネジャーあるいは計画相談

員）に依頼している．

Hoehn-Yahr分類でⅣ，Ⅴの症例では振戦，固縮，姿勢異常など症候もはっきり出現する．本質的に固縮から拘縮にならないようなホームプログラム指導と実施は病初からの導入が望ましい．訪問の対象となる障害レベルでは転倒も頻回で歩行も介助が必要となっていることが多く，日常生活動作全般にサポートが必要で方法には安全性が求められる．入院中には可能だった動作も自宅の環境でできるかどうかの評価を行う．適切な福祉用具の導入とともに環境整備を行い，合図（キュー）を取りいれた歩行訓練，介助方法指導を実施する．

パーキンソン病の一番の予後不良因子は幻覚と認知症とされている．そのような症状の有無に注意し，認識がはっきりしているうちに家族などの身近な人との思い出作りを実施するなどのアプローチも訪問リハビリテーションでは可能である．

平素の訪問リハビリテーションでは内服状況のアドヒアランス，便秘による腸閉塞，悪性症候群の徴候などを注意するよう指導している．

2．多系統萎縮症（MSA）

MSAは病理学的特徴からシヌクレイノパチーという疾患単位であり，小脳症状を主体とする臨床型のMSA-C，パーキンソニズムを主体とする臨床型のMSA-Pに分類される．疫学・自然経過の調査では日本ではMSA-Cが多いとされている．リハビリテーションについてMSA固有のものはないが，主症状をみながら，MSA-Cでは小脳性運動失調による障害に対するリハビリテーション[7]，MSA-Pではパーキンソン症状による障害に対するそれを中心に適応させて検討していく．パーキンソニズムについては前述したとおりである．失調症の場合，一肢のみの障害ということはほとんどなく，立位バランスをとることも困難となる．運動能力を維持するためにはピックアップ型の歩行器を利用，安全を担保するために車椅子を早期から導入することも多い．日本人MSAの自然経過の報告[6]がある．それによると，日本人MSA患者230名において，運動障害/自律

神経障害から両者が認められるようになり prob-able MSA（ほぼ確実例）の診断可能となるまで2年，介助歩行まで3年，車椅子が必要になるまで5年，ベッド上生活まで8年，発症から死亡まで9年（いずれも中央値）であった．また睡眠時無呼吸や自律神経不全がMSA例における突然死の原因の1つであること，原因不明だが突然死があることを平素の訪問リハビリテーション介入の注意事項としている．

自律神経不全の主なものは排尿障害と起立性低血圧である．そのための評価や補助/自助具や補装具適合評価[8]などもある．例えば，リクライニング型車椅子を利用すれば起立性低血圧発作時に対応可能となる．車椅子上での座位保持安定のためのクッション類を検討したり，随意性がわずかになった四肢によるスイッチ類を駆使してのコミュニケーション・ツールの操作なども評価，実際の使用を支援している．

3．筋萎縮性側索硬化症（ALS）

ALSは進行性の終末疾患である．死因は呼吸不全が一般的である．ただし経過，症状は多様で予後は個別性が高い．要介護になるとその後の進行が速いとされており，発症から死亡あるいは気管切開人工呼吸まで日本での大規模調査（2015年）[9]では中央値は48か月であった．ALSの予後は気管切開・長期呼吸器使用の治療で異なり，日本では欧米に比較して気管切開・長期呼吸器使用を多くの患者が受けているとされる[10]．その場合生命予後は延長する傾向にあり，重度の障害を持ちながら生きていくためにリハビリテーションをどのようにケアや緩和に活かすかの検討が必要になる．例えば呼吸器を付けたままでの離床や外出の希望があれば，車椅子に人工呼吸器を搭載できるような工夫を行い，移乗をはじめ介助を安全に実施できる方法を考える．

病初期の運動療法については概ね有効[11][12]とされている．関節可動域訓練やストレッチ，ベッド上や車椅子利用時の良姿位指導は終末期まで拘縮および疼痛予防に有効である．ALSでは通常感覚

異常を認めないが，痙縮などが原因で背部・頸部・上肢帯を中心に疼痛の訴えを聞くことがある．それに合わせてベッドマットやクッション類を使ってベッドや車椅子でのポジショニングを検討する．

同じく病初期については中等度の抵抗運動や有酸素運動は身体機能低下を抑制するとの報告もある．しかし転倒のリスクがある場合，あるいは徒手筋力テストで3未満の筋では運動を避け，全身運動も運動後の30分以上持続する疲労や疼痛をもたらすような高強度の抵抗運動は注意を要する[13]．

実際は訪問リハビリテーションではコミュニケーション障害や嚥下障害，呼吸障害など筋力低下だけでなく多層的な障害に対して[14]，他の職種と協力しつつ効率良くサービスを提供できるよう計らっている[15]．

症例提示（表2）

60歳，女性．ALS．独居（キーパーソンは姉）．元販売員．

主訴：「歩きたい．転ばないようにしたい．」

Y年2月頃，ケアマネジャーからは転倒が増えていること，機能維持のための評価として訪問リハビリテーションの相談を受け，3月24日初訪問診療．約1年前，左腕の重苦しさから発症，8月，左足の跛行，10月には構音障害が出現し，11月，都内大学病院初診を経てY年1月に精査入院でALS確定診断を受けたところだった．

発症から約1年2か月，確定診断から2か月あまりでの介入となった．当初より身体障害者手帳取得支援や車椅子を導入した．すでに転倒することも多く，歩行障害が顕著であったため車椅子を拒否されることはなかった．それと並行して，両側短下肢装具を作成した．立位・歩行時の荷重面確保が主な目的である．屋内平坦な短距離ではあったが移動可能となり，トイレを利用できる時期もあった．移動障害はほぼ月単位で増悪，その他両上肢障害，構音障害，嚥下障害も同様に悪化

表 2. 臨床経過

療法士による リハビリテーション内容 (導入, 訓練, 介助方法指導)	経過	症状・医療処置	本人の訴え	ソーシャルワーク/ ケアプランへの助言
	Y 年 1 月	確定診断・病名告知(大学病院)		
	3 月	訪問リハビリテーション初診・評価		
簡易型車椅子 電動昇降椅子デモ メドマーデモ	4 月	構音障害 左下肢の膝折れ 首下がり 下腿浮腫 1 年前より体重 10 kg 減少	よく転ぶので怖い. 不安で歩きたくない. 床に座りたい. 頭を支えてくれる椅子が欲しい. そこに座ってインターネットをやりたい.	身体障害者手帳診断書作成 肢体不自由 1 級, 言語障害 4 級 介護保険区分変更申請(主治医意見書) 特別障害者手当診断書作成
電動昇降便座(障害) ベッドサイドテーブル 自助具スプーン 携帯用会話補助装置デモ	5 月		トイレで立ち上がれない.	
トーキングエイド(ペチャラ) シャワーキャリー導入 両側短下肢装具作成	6 月	入浴・トイレ介助量大		難病緊急一時入院制度の説明 療養型病院入院申し込み手順の説明 レスパイト入院相談協力支援
	7 月	夜間トイレで転倒し 5 時間そのままとなった. 右上肢筋力低下でスプーンが使えない.		
トイレの扉を外し, 車椅子でアプローチしやすくする. 移乗用のバーを取り付ける.	8 月	手すりでの立ち上がり困難な場面増える. トイレでの転倒が頻回に. 訪問診療・訪問看護導入.		長期療養目的の入院について説明
電動昇降式ポータブルトイレ購入	9 月	転倒しやすい状態が続く 尿閉になり膀胱バルーンカテーテル留置	希望は在宅だが, 現状では限界なのもわかっている. 姉にも迷惑はかけられない.	(介護保険区分変更申請) 障害年金申請支援 長期療養の意思確認, 申し込み支援
水飲みの自助具検討, 車椅子備品検討, コミュニケーション方法再検討	10 月	車椅子座位で仙骨部痛強く, 体幹が左へ傾くようになった.		
水飲み用自助具作成	11 月			
パソコンの文字入力検討 リフター利用の検討	12 月		本人の希望は胃ろう造設, 気管切開, 人工呼吸器使用希望. ただし流動的.	入院施設から食事と呼吸状態についての問い合わせあり主治医へ確認
車椅子の再選定 コミュニケーションエイド購入希望(社会資源なし)	Y+1 年 1 月	極度の痩せで装具が適合せず. 電動車椅子の操作困難		長期療養可能病院への入院は金銭面, 対応条件などで折り合いがつかず
エアマット交換	2 月	介助がうまくいかず, ベッドから転落 ストローによる飲水は不能		ケアプランの自費分増加につき障害のサービス併用を検討・支援
	3 月	マットによる体の痛みを訴える.		
	4 月	両肩関節肘関節痛増強 スイッチ類の利用不能 むせも顕著で食事に時間を要す. 42 kg. 大学病院主治医交替. 胃ろう作成について話があり.	胃ろう造設は見送りたい.	
装具修理 口文字の提案	5 月	コミュニケーション困難に. 臥床時の痛み強くポジショニングが難しくなる. 入院:胃ろう造設(造設のみ, 未使用)		
パルスオキシメーター購入	7 月	呼吸困難感を訴える		
	8 月	むせる力弱い		
	9 月		入所案内を拒否, 見送る.	
	Y+2 年 3 月	施設入所		

が認められた．コミュニケーションエイドを利用する，あるいは，食事動作をしやすくするためにも座位の安定は欠かせないため，自宅内で利用する座椅子を電動とし，その操作のためのスイッチ類を工夫した．

介入6か月後，転倒回数が増え歩行がほぼ不能になりバルーンカテーテル留置となった頃が1つの転機となった．介護者が不在のため長期療養目的の入院相談支援が本格的に始まった．しかしながら本人の意思は動揺性で施設側への要求も多く，費用面での折り合いもつかないため，なかなか入所先を決定できなかった．その後徐々に右前腕の動きが不安定となりスイッチ入力が困難となったり，座位そのものも安定しないため座面と操作について微調整を続ける時期が続いた．

臥床時間が長くなってからは，体の痛みを訴えることも多くなり，ベッドマットの選定や臥位でのポジショニングにかかわるようになった．介入から約2年，施設入所となった．その後，人工呼吸器管理となり6年が経過している．

今回は徐々に状態像が変化する中，独居でありながら，社会資源を利用し，良い在宅療養の提供を目指し，支援したALSの症例を提示した．リハビリテーションはいわゆる訓練提供サービスではなく，生活支援であり，生活のしづらさを緩和するものである．本症例のように，一度提供した福祉用具なども，病状の進行による障害や状態像の変化につれ，微調整が必要となる．独居の希望を可能な範囲で支援してきたが，リハビリテーションにできたことはやはりその一部でしかない．当事者の揺れ動く感情，様々なジレンマのなかで，重度障害者の現実の療養にはソーシャルワークは欠かせない対応である．

文　献

1）荻野美恵子ほか：難病に対する医療・福祉とリハビリテーション．総合リハ，46：1023-1063，2018.
Summary　リハビリテーション医療からみた最新の難病アプローチが紹介されている．

2）オリバーDほか（編），中島　隆（監訳）：非悪性腫瘍の緩和ケアハンドブック　ALS（筋萎縮性側索硬化症）を中心に．pp.13-29，西村書店，2017.
Summary　ALSだけでなく神経難病全体への取り組み方の参考になる1冊．

3）奈良　勲（監修）：パーキンソン病の理学療法．pp.250-262，医歯薬出版，2011.

4）中馬孝容：パーキンソン病のリハビリテーション治療．リハ医，56：190-194，2019.

5）山永裕明ほか：パーキンソン病．総合リハ，29：1021-1027，2001.

6）渡辺宏久ほか：多系統萎縮症の病態と症候の広がり．臨神経，56：457-464，2016.
Summary　MSAの本邦における疫学，疾病軌道などが詳細に報告されており，予後を検討する際有用．

7）宮井一郎：運動失調のリハビリテーション．脊髄小脳変性症—最新診療マニュアル　クリニカルニューロサイエンス，35：1092-1096，2017.

8）新井雅信：MSAの治療リハビリテーション．クリニカルニューロサイエンス，31：358-361，2013.

9）Watanabe H, et al：Factors affecting longitudinal functional decline and survival in amyotrophic lateral sclerosis. *Amyotroph Lateral Scler Frontotemporal Degener*, 16：230-236, 2015.

10）鈴木則宏（監修），青木正志（編集）：運動ニューロン疾患．pp.2-8，中外医学社，2017.

11）Majmudar S, et al：Rehabilitation in Amyotrophic Lateral Sclerosis：Why it matters. *Muscle Nerve*, 50：4-13, 2014.

12）Bello-Haas VD：Physical therapy for individuals with amyotrophic lateral sclerosis： current insights. *Degener Neurol Neuromuscul Dis*, 8：45-53, 2018.

13）鈴木則宏（監修），青木正志（編集）：運動ニューロン疾患．pp.190-196，中外医学社，2017.

14）小森哲夫：筋萎縮性側索硬化症のリハビリテーション．*J Clin Rehabil*, 27：426-433, 2018.

15）Van den Berg JP, et al：Multidisciplinary ALS care improves quality of life in patient with ALS. *Neurology*, 65：1264-1267, 2005.

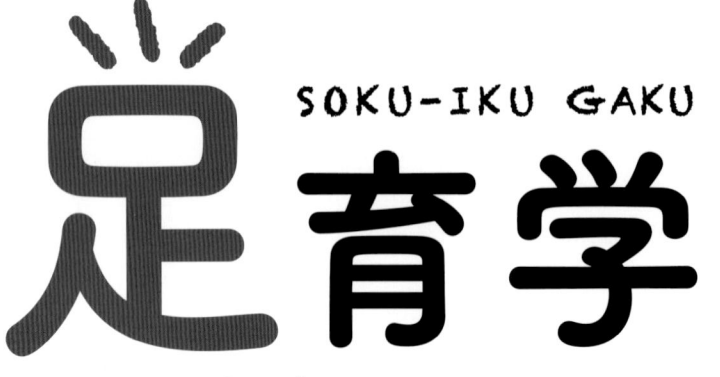

足育学

SOKU-IKU GAKU

好評

外来でみる
フットケア・フットヘルスウェア

編集：**高山かおる**　埼玉県済生会川口総合病院 主任部長
一般社団法人足育研究会 代表理事

2019 年 2 月発行　B5 判　274 頁　定価（本体価格 7,000 円＋税）

治療から運動による予防まで
あらゆる角度から「足」を学べる足診療の決定版！

解剖や病理、検査、治療だけでなく、日々のケアや爪の手入れ、
運動、靴の選択など知っておきたいすべての足の知識が網羅されています。
皮膚科、整形外科、血管外科・リンパ外科・再建外科などの**医師**や**看護師**、
理学療法士、**血管診療技師**、さらには**健康運動指導士**や**靴店マイスター**など、
多職種な豪華執筆陣が丁寧に解説！
初学者から専門医師まで、とことん「足」を学べる一冊です。

CONTENTS

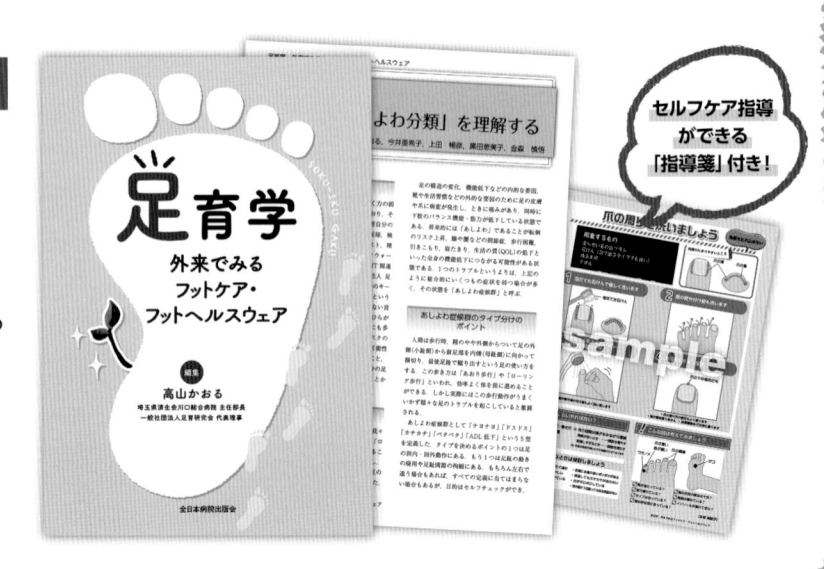

セルフケア指導
ができる
「指導箋」付き！

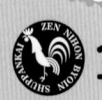

全日本病院出版会　〒113-0033 東京都文京区本郷 3-16-4　Tel：03-5689-5989
www.zenniti.com　Fax：03-5689-8030

MB Med Reha **No.243**：**25-31**, 2019

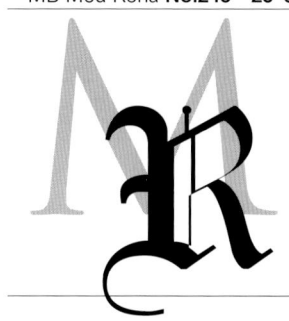

特集／神経難病を在宅でどうみるか

神経難病の告知と支援

杉浦　真*1　荻野美恵子*2

Abstract　神経難病は長期にわたり障害を抱えた生活を余儀なくされる．根本的な治療法はなく，対症療法や生活支援が中心となる．しかし苦痛症状への適切な対応と意思決定支援により QOL を維持し，自分らしい生活を過ごすことは可能である．

　神経難病の告知は単に病名を告げるだけでなく，今後の病気の見通しなどを伝える行為である．適切な告知が行われることで，より良い生活を支えることができる．逆に不適切な告知は侵襲となるため，十分な配慮が必要である．

　病状の進行に伴い様々な苦痛症状が出現する．身体的苦痛のみならず，精神的・社会的苦痛などを含めた全人的な対応が必要である．意思決定支援も緩和ケアとして重要である．患者・家族と医療ケアチームが双方向のコミュニケーションを通して合意を目指す shared decision making（協働意思決定）が望ましい意思決定プロセスといえる．

　神経難病を支援するためには個人では限界がある．専門職による多職種協働が重要である．

Key words　神経難病(intractable neurological disease)，告知(bad news telling)，協働意思決定(shared decision making)，臨床倫理(clinical ethics)，緩和ケア(palliative care)，多職種連携(inter-professional work)

はじめに

　神経難病にはパーキンソン病など，ある程度症状をコントロールし得るものや，多発性硬化症や重症筋無力症など進行の抑制がはかれたり，中には完全寛解に至る例も含まれる．「神経難病の一種」といわれると絶望感を持ってしまう患者もいるため，現在の治療の状況や予後を誤解なく伝えることで，治療に対して前向きに取り組めるように配慮が必要である．一方，多くの神経変性疾患では身体障害を抱えながら，長期にわたる生活を余儀なくされる．パーキンソン病など一部の疾患を除いては有効な治療法はなく，進行の予防および対症療法や生活支援が中心となる．そのため患者だけでなく家族の生活をも大きく変化させ，「いかに自分らしく生きるか」という人生観に大きな影響を与える．このような難治性の神経難病と診断を受けることは自身の人生を大きく変えてしまうイベントである．そのため神経難病診療に携わる我々神経内科医は診断をするだけでなく，病名の告知から始まる様々な支援（でき得る治療を的確に行う，進行とともに生じる様々な苦痛への対応，身体機能が失われていく中で QOL を保つことの支援，医療処置の選択における意思決定支援など）をすることが求められている．本稿は病院の神経内科医の立場で神経難病の中でも，特に対応の難しい筋萎縮性側索硬化症(amyotrophic lateral sclerosis；ALS)に代表される難治性の神

*1 Makoto SUGIURA, 〒 446-8602 愛知県安城市安城町東広畔 28　愛知県厚生連安城更生病院脳神経内科・在宅医療連携推進センター，センター長
*2 Mieko OGINO, 国際医療福祉大学医学部医学教育統括センター，教授

表 1. 神経難病の告知，意思決定が難しい理由

- 進行性で致命的である
- 根本的な治療法がない
- 遺伝性疾患がある
- 認知機能が障害されることが多い
- 生死の選択を迫られる（人工栄養，人工呼吸器）
- 病状の進行が個人で異なる
- 介護を担う家族も当事者である

表 2. SPIKES

- S：setting（場の設定）
- P：perception（病状認識）
- I：invitation（患者からの招待）
- K：knowledge（情報の共有）
- E：empathy, emotion, exploration（共感，感情，探索）
- S：strategy/summary（戦略・要約）

経変性疾患に対する告知から在宅移行に伴う支援までを概説する．

神経難病の告知

神経難病における告知とは単に病名を告げることではなく，今後の見通しなど病気についての全般を初めて伝える行為である．神経難病の多くは根本的な治療法がなく，進行性に経過し最終的には死に至る予後不良な疾患である．このように将来の見通しを大きく変えてしまう情報は，「悪い知らせ（bad news）」といわれている．このような「悪い知らせ」を伝えることは医療者にとってとても難しいことである．なぜなら，「患者から責められたらどうしよう」「自身の感情をどのように表出したらいいのだろう」と伝える側である医療者も不安や恐れを感じてしまうからである[1]．神経難病における告知もいくつかの難しい要因が含まれている（**表1**）．しかし，難しい告知であったとしても，不適切で配慮を欠く告知は患者に侵襲的な害を与えてしまうため注意が必要である．他者を思いやる，より良い患者医師関係の中で，精神的な援助のもと告知は行われるべきである[2]．

この難しい告知に対するコミュニケーションスキルとして，がんの領域においてはSPIKES（**表2**）という方法が推奨されている．SPIKESは患者からの情報収集，医療情報の患者への伝達，支援の提供，治療計画の立案を実践するためのプロトコルである[3]．情報を伝える前の準備と患者に語ってもらうことでより良い支援が可能となる．これはALSをはじめとする神経難病の告知にも応用できると思われる[4]．具体的な内容について**表3**[5]に示す．

また神経難病の告知や意思決定支援は医学的介入であり，その結果患者のQOLが向上しなければ

ばならない．そのためには単に疾患について理解を促すだけではなく，今後どのように生活が変化する可能性があり，それに対して少しでもQOLを向上させるために，どのような対応が可能なのか，疾病を持っても幸せに人生を送るためにはどうしたら良いのか，ということまでイメージできるように話し合っていくことが肝要である．特にこのような複雑な対応を求められる疾患の告知や意思決定支援においては，医学的情報だけで網羅できることではなく，介護や福祉，社会的問題への対応も含まれる．患者の同意が得られれば，医療・介護・福祉の各分野の専門職がかかわることが必須である[6]．

望ましい意思決定プロセス

進行とともに身体機能が失われていく過程で，症状に対する様々な医療処置やケアを選択する必要がある．今後起こり得る症状の先を見越し，適切なタイミングで意思決定を行う必要がある．適切な意思決定が行われることは，自身の生き方が尊重されるスピリチュアルケアであり，緩和ケアの観点としても意思決定支援は最も大切であるということができる．では，どのような意思決定プロセスが望ましいといえるか．

現在，臨床の現場で一般的に行われている意思決定のプロセスはインフォームドコンセントである．インフォームドコンセントは患者が十分な情報とそれを理解したうえで自己決定をする意思決定モデルである．そのために医療者は医学的情報をわかりやすく伝えることに主眼を置く．しかし情報を伝えただけでは，患者がその情報をどのように理解し，自身のどのような価値観と照らし合わせて決定に至ったのか，そのプロセスは共有されない．つまりお互いが別々に考え，別々に決め

表 3．SPIKES を踏まえた ALS の推奨される告知

Step 1：Setting up the interview　面談の設定
・静かで心地良く，プライバシーの保てるところで対面し座って行う
・十分な時間をとる，時間が限られている場合はあらかじめ患者に伝える
・院内コールは預ける，もしくはサイレントモード
・誰が同席すべきかをあらかじめ確認
・可能であれば専門の看護師やソーシャルワーカーを確保し，同席の許可を得る

Step 2：Assessing the patient's perception　患者の認識を評価する
・患者が自身の体に起こっている異変をどのように捉え，どの程度知っているかを確認する
・患者の理解に誤解がないか，どのように感じているのか
「病気をどのように思っておられますか？」
「もしかしたら悪い病気ではないかと考えたことはありますか？」

Step 3：Obtaining the patient's invitation　患者からの求めを確認する
・患者が自身の疾患についてどの程度知りたいと思っているかを探る
「もし病気が思わしくない場合でも詳しく知りたいですか？　大体でいいですか？」
・患者自身が聞きたくないときには他の誰に話しておいたら良いか指定してもらう

Step 4：Giving knowledge and information to the patient　患者に知識と情報を提供する
・悪い知らせであることをあらかじめ予告する
「申し上げにくいのですが‥」「少し厳しい話になりますが‥」
・患者が理解しやすい知識や語彙を用いる
・過度に直接的な表現，実施可能な治療までも否定するような表現は避ける
「根治療法はありません」「死に至る病気です」「当院では，することはありません」
・緩和のための治療はあること，合併症は治療できること，最後まで責任を持ってかかわっていく医療
機関があることを前向きな考えや希望を持てるように説明する
・質問する時間を頻回にかつ十分にとる，患者に話すことを促す
・患者がどのように理解しているかを探る
・患者のことを継続的に気にかけ，決して見捨てることはないことを保証する

**Step 5：Addressing the patient's emotions with empathic responses　患者が抱く感情に共感を込めて
対応する**
・患者の感情はショック，孤独感，悲しみ，沈黙，疑い，涙，否定や怒りなど様々
・医師の共感的対応は患者を支え，連帯意識を与える
・寛容的な態度，誠実な態度，尊重する，患者の気持ちを推察，過度に感傷的にならない
・相手のペースに合わせて話す

Step 6：Strategy and summary　方針とまとめ
・実施可能な治療の選択を提示し，期待される効果を具体的に議論
そのことで治療効果を誤って理解していないか確認
・治らないからといって見捨てられるわけではないことを説明
・以下のことは避ける
診断を保留，不十分な情報，患者が知りたくない情報，無感情に情報を伝える，希望を失わせる

（文献 5 から引用，一部改変）

ていることになる．インフォームドコンセントは過度に自己決定が尊重されるあまり，患者が適切に自己決定できるような支援がされないことが問題となる．臨床の場では時に，医療者が医学的に最善だと思われたことを患者が選択しない場面がある．この場合，医療者は相手を説得しようとしてしまい，患者-医師関係を良好に維持できなくなることがある．

このようなインフォームドコンセントに対し近年では，shared decision making（協働意思決定）が注目されている．協働意思決定とは患者が医学的情報と自らの価値観に基づいて価値判断していくプロセスを医療者や家族とともに共有することである．ある医療処置の選択をする場合，医学的な情報だけでは決められない．「仕事はできるのだろうか」「生活はどうなるの？」「家族に迷惑がかかるのではないか」など，自分自身の価値観に照らし合わせ，何を一番大切に考えるかの価値判断

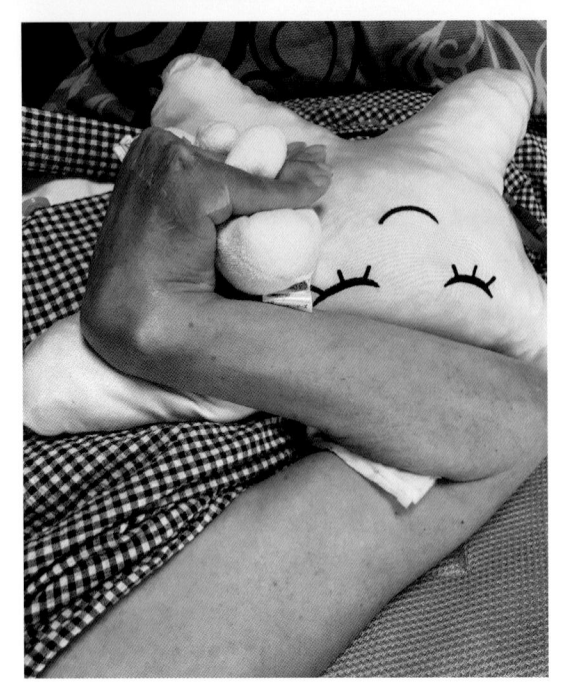

図 1. 多系統萎縮症患者の痙縮

をすることになる．医療者は医学知識を持った良き相談相手として，患者の価値判断が適切に行われるように支援する必要がある．このように協働意思決定は患者・家族と医療ケアチームが双方向のコミュニケーションを通して一緒に考え，合意を目指す共同作業である[7]．また適切なタイミングで協働意思決定を繰り返し行う過程はadvance care planning（ACP）ともなる．患者，家族，医療者が協働して意思決定を行えば，たとえ将来意思表明できなくなったとしても，家族や医療者が以前に共有した価値観に基づいて代理判断することができる．

神経難病の診療において倫理的問題に悩むことが多い．特に意思決定の場面で倫理的価値の対立（倫理的ジレンマ）が起きやすい．例えば本人の意思確認ができない，判断能力が低下している，代理判断は適切か，医療・ケアの差し控えや中止の問題などがある．まずは日常診療に潜んでいるこのような倫理的ジレンマに気付くことが大事なことである．そしてこのような問題に直面したときは，1人で決めずに多職種で話し合うことが重要である．神経難病の診療はチームで活動することが望ましい．職種や個人による知識や価値観の違いがあるからこそ，独善に陥らずに倫理的な行動

が可能となる．

神経難病における苦痛とその対応

神経難病は症状の進行に伴い，様々な苦痛症状をきたす．この苦痛症状を緩和すること，すなわち緩和ケアはQOLの向上につながるため，とても重要である．緩和ケアといっても特別なケアが必要とされることはなく，我々が今まで行ってきた普段のケアそのものが緩和ケアであるということができる．主な苦痛症状に対する対応を以下にまとめる．

1．痛　み

神経難病で療養している方は何らかの痛みの訴えがある．痛みの原因にはいくつかあり，原因によって対処法も異なる．そのため痛みをしっかり評価して適切に対応することが重要である．

1）痙　縮

痙縮は筋緊張が亢進している状態であり，強い痙縮では肘と手関節が屈曲し，手は固く握られたままとなる（図1）．関節を伸展させることが困難であるため着替え，手洗い，爪切りなどの日常生活の妨げとなり，介護者の負担も大きくなる．治療は抗痙縮薬（ダントロレンナトリウム，バクロフェンなど）やボツリヌス毒素の局所注射（禁忌の疾患もあるので注意），バクロフェン髄注などが行われる．また筋緊張を取りすぎると立位や歩行に支障をきたすこともあるので，慎重な調整が必要である[8]．

2）拘　縮

麻痺や廃用による二次的な筋力低下で関節拘縮をきたす．移動や体位変換時に痛みを伴うことがある．予防のために早期からストレッチや関節可動域訓練を行うことが重要である．

3）神経障害性疼痛

障害された神経支配領域に一致した部位に，自発的な痛みや刺激に誘発される痛みがみられる．痛みの特徴は，焼けつくような（灼熱感），刺されたような，電撃痛などと表現される．薬物療法として三環系抗うつ薬（アミトリプチリン），プレガ

バリン，デュロキセチン，トラマドールなどがある[9]．

4）不動や物理的圧迫による筋骨格系の痛み

ベッドマットの工夫，リハビリテーション，体位変換や体位の工夫などで対応する．痛みの軽減がはかれない場合は薬物療法としてNSAIDsから開始し，それでもコントロールできない場合はオピオイドの使用を検討する．

2．唾液・痰

嚥下障害の進行とともに喉頭や気管への唾液の垂れ込みが問題となる．せき込み，誤嚥性肺炎の原因，頻回な吸引は患者・家族の負担となる．抗コリン薬，三環系抗うつ薬，5%スコポラミン軟膏の貼付（特殊調剤・保険適用外）などで分泌自体を制限する．時に唾液が粘稠となったり，口渇感でむしろ不快になることもあるので調整が必要である[10]．また，低圧持続吸引器を使用して唾液を排除する方法もある．気管切開している場合でもカフ上とカニューレ内の両方に吸引口のあるダブルサクションカニューレ（株式会社高研製）を使用することで吸引回数を減らすことができる[8]．痰の喀出が困難な場合は体位ドレナージや排痰補助装置（**図2**）の使用が勧められる．気管切開により痰や唾液の管理が楽になることがあるため，気管切開を単に延命処置と捉えずに本人にとっての最善のケアを検討するなかで選択肢の1つに考えても良い．

3．呼吸困難

神経難病にみられる身体的苦痛で最も対応に迫られ，かつ対処が難しい症状が呼吸困難である．呼吸器感染症の合併でも生じ得る症状ではあるが，特に呼吸筋麻痺をきたす疾患において問題となる．呼吸困難感は，「息苦しい」「息ができない」といった主観的な症状であるが，それに対し呼吸不全は呼吸機能の低下によって低酸素血症をきたす客観的な病態である[11]．よって呼吸困難を訴える場合は呼吸困難感であるのか呼吸不全であるのかの評価をしっかり行うべきである．呼吸困難感の場合は抗不安薬やSSRIなどの薬物療法と唾液

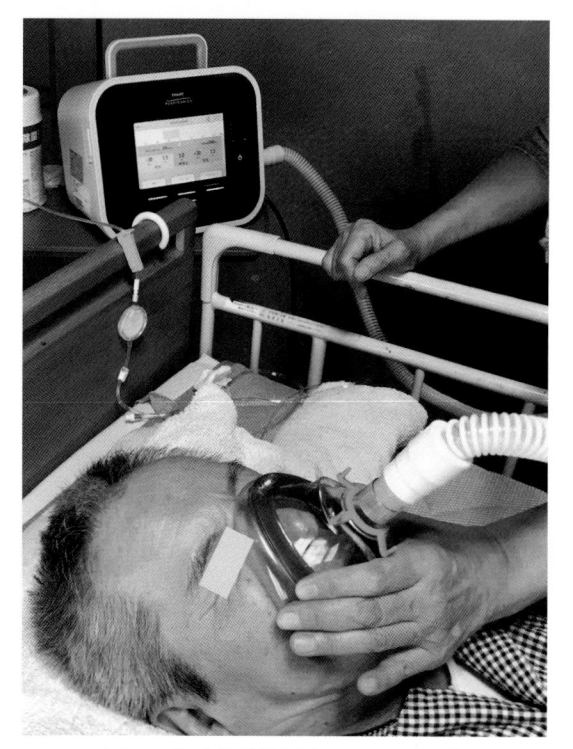

図 2. 排痰補助装置（カフアシスト®）

や痰への対応を試みる．モルヒネは呼吸困難感に対して有効である．まず塩酸モルヒネ散2.5 mg/回（PCO_2 60 mmHg 以上の場合は1.25 mg/回）から開始して，効果が得られるまで1.25〜2.5 mg/回ずつ増量しながら1回必要量を決める．1日数回必要な場合には1日必要量の塩酸モルヒネと同量の硫酸モルヒネに切り替え定期投与を行う[8]．

進行した呼吸不全の場合は非侵襲的陽圧換気（non-invasive positive pressure ventilation；NPPV）の導入を検討する．NPPV の使用で QOLの向上がみられるため，症状緩和の1つの手段と考えることができる．症状が進行し24時間NPPVに依存する状態になったときや唾液誤嚥のコントロールが困難になったときは，気管切開下陽圧換気（tracheostomy positive pressure ventilation；TPPV）への移行を検討する．もし TPPV を望まないのであれば NPPV の装着時間や設定をどこまで強め，どこまで NPPV に頼っていくのかをあらかじめ患者と話し合って決めておく必要がある[10]．

4．栄養障害

嚥下障害が進行すると経口からの栄養摂取量が

低下し低栄養状態となる．低栄養は体重減少，筋肉量の減少，免疫機能の低下をきたし，ADL やQOL 低下の原因となる．神経難病における低栄養は適切な栄養支援を行うことで改善が可能であり，かつ予防が可能である．体重や摂食状況で栄養状態の評価を行い，適切なタイミングで栄養的介入を行うことが重要である[12]．嚥下機能障害が進行し，経口からの十分な栄養摂取が困難になった場合は人工的栄養補給法の導入を検討する．人工栄養を選択することは延命治療であると捉えられることもあるが，人工栄養で栄養状態を良い状態に保つことは ADL や QOL を維持するための重要なケアの 1 つである．特に胃瘻は薬剤の投与ルートになり得る．身体症状の進行に伴う疼痛や不眠，呼吸困難などの苦痛症状の緩和が必要となったとき，薬剤投与のための経腸ルートがあることは症状緩和において有用である[13]．

退院支援と地域連携

病院では入院早期より退院困難な要因をスクリーニングし，多職種でカンファレンスを行うことが求められている（退院支援加算が算定できる）．退院が近くなったら病院スタッフと地域スタッフが病院に集まり，情報を共有する退院前カンファレンス（退院時共同指導料が算定できる）を行うことでスムーズな連携ができる．

神経難病は通院が困難となるため，訪問診療や訪問看護をタイミング良く導入することが重要である．神経難病の診療は非専門医にとって困難さを感じられることもある．そのため在宅医と病院神経内科医の二人主治医制が有効な場合も多い．また，病状が急変したときに速やかに対応してもらえる病院も地域に必要である[13]．

在宅療養が中心になると，痰の吸引や体位変換などの身体的介護が重く，かつ長期にわたるため介護者である家族の負担が大きくなる．介護負担の軽減のためにはレスパイトケアが必要となるが，医療依存度が高い患者の場合，受け入れのための施設が限られてしまうことが多い．また普段在宅で行われているケアが入院・入所後にうまく引き継がれないと，快適なケアが受けられないために患者自身がレスパイトケアを拒否することもある．レスパイトケアは介護者への感謝のためにあることを患者自身も理解するように促すとともに，地域の中でこのような問題をあらかじめ話し合っておく必要がある．

おわりに

神経難病の在宅療養を支えるためには多くの専門職のかかわりが必要である．病院スタッフと地域のスタッフが切れ目なく有機的に連携がとれることが理想である．しかしまだ病院と地域，それぞれの専門職の間に価値観の壁があり，十分に歩み寄れていないと感じることも多い．神経難病を抱える患者が住み慣れた地域で自分らしく生きることができるための支援を共通の目標に，神経難病にかかわるすべての人たちが協働することのできる医療介護連携が重要である．

文　献

1) Buckman R：Breaking bad news：why is it still so difficult? *Br Med J*, **288**：1597-1599, 1984.
2) 恒藤　暁：悪い知らせを伝える．治療，**87**（増刊）：768-770，2005.
3) Baile WF, et al：SPIKES－A six-step protocol for delivering bad news：application to the patient with cancer. *Oncologist*, **5**：302-311, 2000.
4) 成田有吾：神経難病の告知と面談の仕方．成田有吾（編），神経難病在宅療養ハンドブック，pp. 15-26，メディカルレビュー社，2011.
   Summary 神経難病の告知から終末期ケアまでコンパクトにまとめられた手引書．
5) 日本神経学会（監），「筋萎縮性側索硬化症診療ガイドライン」作成委員会（編）：筋萎縮性側索硬化症診療ガイドライン 2013，p. 48，南江堂，2013.〔https://www.neurology-jp.org/guidelinem/als2013_index.html〕
   Summary 難病の中の難病 ALS の診療ガイドライン．ALSへの対応ができればその他の神経難病にも応用可能．

6) 荻野美恵子：難病と向き合う医療筋萎縮性側索硬化症（ALS）．レジデントノート，**11**：738-742, 2009.

7) 杉浦　真：神経疾患における意思決定支援．緩和ケア，**27**（Suppl）：149-152, 2017.

8) 荻野美恵子：QOL の維持を目指した緩和ケア．難病と在宅ケア，**21**：9-12, 2015.

9) 日本ペインクリニック学会，神経障害性疼痛薬物療法ガイドライン改訂版作成ワーキンググループ（編）：神経障害性疼痛薬物療法ガイドライン，改訂第 2 版，pp.34-88, 真興交易（株）医書出版部，2016. 〔https://www.jspc.gr.jp/Contents/public/kaiin_guideline06.html〕

10) 荻野美恵子：筋萎縮性側索硬化症の呼吸管理．*Jpn J Rehabil Med*，**55**：545-550, 2018.

11) 荻野美恵子ほか：神経難病における苦痛症状とその対応．成田有吾，神経難病在宅療養ハンドブック，pp.63-86, メディカルレビュー社，2011.

12) 小野沢　滋：神経難病の栄養面でのケア．在宅新療 0-100, **2**：985-994, 2017.

13) 杉浦　真：在宅医療で遭遇する代表的な神経難病とその対応．在宅新療 0-100, **2**：978-984, 2017.

カラーアトラス
爪の診療実践ガイド

●編集　安木　良博（昭和大学／東京都立大塚病院）
　　　　田村　敦志（伊勢崎市民病院）

目で見る本で臨床診断力がアップ！

爪の基本から日常の診療に役立つ処置のテクニック、写真記録の撮り方まで、皮膚科、整形外科、形成外科のエキスパートが豊富な図写真とともに詳述！
必読、必見の一書です！

2016年10月発売　オールカラー
定価（本体価格 7,200 円＋税）　B5 判　202 頁

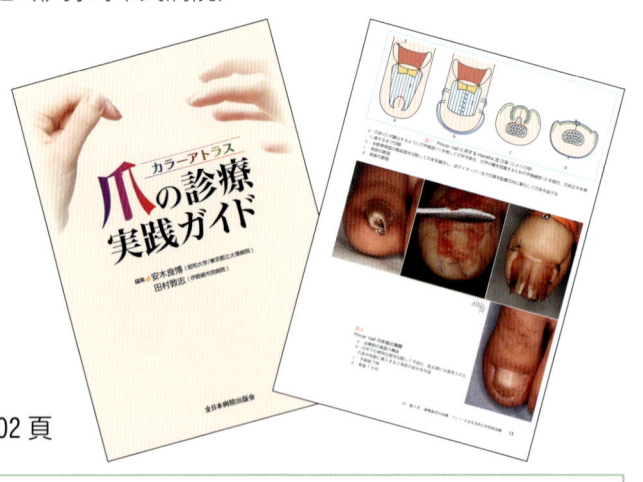

目　次

Ⅰ章　押さえておきたい爪の基本
<解　剖>
　1．爪部の局所解剖
<十爪十色─特徴を知る─>
　2．小児の爪の正常と異常
　　　─成人と比較して診療上知っておくべき諸注意─
　3．中高年の爪に診られる変化
　　　─履物の影響、生活習慣に関与する変化、ひろく爪と靴の問題を含めて─
　4．手指と足趾の爪の機能的差異と対処の実際
　5．爪の変色と疾患
　　　─爪部母斑と爪部メラノーマとの鑑別も含めて─
<必要な検査・撮るべき画像>
　6．爪部疾患の画像検査
　　　─Ｘ線、CT、エコー、MRI、ダーモスコピー─
　7．爪疾患の写真記録について─解説と注意点─

Ⅱ章　診療の実際─処置のコツとテクニック─
　8．爪疾患の外用療法
　9．爪真菌症の治療
　10．爪部外傷の対処および手術による再建
　11．爪の切り方を含めたネイル・ケアの実際
　12．腎透析と爪
　13．爪甲剥離症と爪甲層状分裂症などの後天性爪甲異常の病態と対応
<陥入爪の治療方針に関する debate>
　14．症例により外科的操作が必要と考える立場から
　15．陥入爪の保存的治療：いかなる場合も保存的治療法のみで、外科的処置は不適と考える立場から

　16．陥入爪、過彎曲爪の治療：フェノール法を含めた外科的治療
　17．爪部の手術療法
　18．爪囲のウイルス感染症
　19．爪囲、爪部の細菌感染症
　20．爪甲肥厚、爪甲鉤彎症の病態と対処

Ⅲ章　診療に役立つ＋αの知識
　21．悪性腫瘍を含めて爪部腫瘍の対処の実際
　　　─どういう所見があれば、腫瘍性疾患を考慮するか─

コラム
　A．本邦と欧米諸国での生活習慣の差異が爪に及ぼす影響
　B．爪疾患はどの臨床科に受診すればよいか？
　C．ニッパー型爪切りに関する話題

全日本病院出版会　〒113-0033 東京都文京区本郷 3-16-4　Tel:03-5689-5989
http://www.zenniti.com　Fax:03-5689-8030

MB Med Reha **No.243**：33-38, 2019

特集／神経難病を在宅でどうみるか

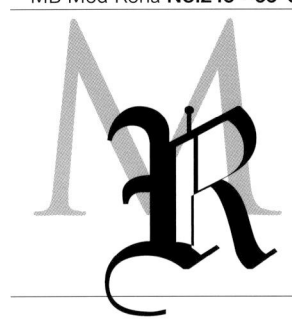

難病患者に対する在宅支援における介護支援専門員の役割

坪根雅子*

Abstract　少子高齢化への対応により在宅医療が推進され，在宅における医療のニーズが高くなっている．国は地域包括ケアから地域共生社会の実現に向けた取り組みを進めており，2018年からは介護保険と障害福祉両方の制度に新たに共生型サービスが開始した．介護支援専門員にも，医療と介護の連携を推進する役割が急速に求められている．介護支援専門員の資格制度は，平成 28(2016)年度から法定研修制度が見直され，医療との連携にも重点が置かれている．

　介護保険の特定疾病のうち半分は指定難病である．また，65歳以上の難病患者も多く，難病患者との出会いは第2号被保険者のみとは限らない．

　特定疾患である難病患者は比較的若い年齢から身体能力の低下で介護を余儀なくされ，理解力の低下がみられない分，怒りや葛藤など精神的に抱える課題も多い．「難病」は，その定義の通り希少性であることから，介護支援専門員が頻繁にケアマネジメントの依頼を受けることは少ない．ゆえに，難病患者のケアマネジメントの経験を蓄積したり，体系的に学修する機会も限られている実情がある．しかしながら神経難病を抱える本人・家族にとって，病名を聞いたときの葛藤や予後不安は一言では語れるものではないため，介護支援専門員のスキルアップは重要な課題である．2000年に介護保険制度が開始され，在宅で神経難病を支えることは急速に加速できたと考える．が，重度化し24時間切れ目のない介護をどう支えていくかは，障害福祉サービスや保険者が行う独自サービスの活用，ICTの利用などで，普通に暮らせる社会作りが重要であると考える．

Key words　information and communication technology；ICT，多職種連携・他職種協働(interprofessional collaboration)

はじめに

　40歳になると「介護保険法」で定められた介護保険制度の下，被保険者として介護保険に加入する．そして，65歳以上で，市区町村が実施する要介護認定や要支援認定において介護や支援が必要と認定された場合には，介護保険サービスを受けることできる(40〜64歳であっても，特定疾病により介護が必要と認定されれば介護保険サービス(**図1**，**表1**)を受けることができる)．神経難病の支援は40〜64歳の2号被保険者としてサービスを受けることができる．

　介護支援専門員は，要介護者および介護者(介護を行う方)の希望を汲みながらケアプランを作成する．介護ニーズや状況の変化により利用中の介護保険サービスを変更したい場合には，介護支援専門員はその都度，各サービス事業所からの情報提供を受けながらケアプランを作成し直し，在宅生活の継続を支援していく．

　居宅介護支援専門員の仕事には，介護者との会話を通じて，介護者の悩みや不安を発見することも含まれ，会話の内容は介護とは関係なくても，

* Masako TSUBONE，〒101-0052 東京都千代田区神田小川町1-11　金子ビル2階　日本介護支援専門員協会，常任理事

図 1.
介護保険サービス利用の流れ

```
┌──────────────────────────────────────────┐
│ ① 申請                                      │
│ 市区町村の介護保険課担当窓口で申請。地域包括支援センター  │
│ や、居宅介護支援事業所などに申請を代行してもらうことも可。 │
└──────────────────────────────────────────┘
                    ▼
┌──────────────────────────────────────────┐
│ ②要介護認定                                   │
│ 訪問調査と主治医の意見書をもとに、審査・判定が行われ、要介  │
│ 護・要支援度が決定。要介護・要支援度は、要支援1・2、要介  │
│ 護1〜5の7段階に分かれており、段階によって利用できるサー  │
│ ビスや月々の利用限度額が異なる。また、軽度な場合地域支援事  │
│ 業でのサービス利用も可能となった。                    │
└──────────────────────────────────────────┘
                    ▼
┌──────────────────────────────────────────┐
│ ③ケアプラン作成                                │
│ 本人の意向や家族の意向、専門職の助言をふまえ、どのようなサ  │
│ ービスをどのくらい利用するかなどを決めるケアプランを作成。  │
│ ケアプランの作成は、全額介護報酬で賄われる。            │
└──────────────────────────────────────────┘
                    ▼
┌──────────────────────────────────────────┐
│ ④サービスの利用                                │
│ 介護保険サービスを提供する事業者と契約を結び、サービスを利  │
│ 用。利用にあたっては、費用の1割または2〜3割や居住費・食  │
│ 費などが自己負担となる。                          │
└──────────────────────────────────────────┘
                    ▼
┌──────────────────────────────────────────┐
│ ⑤更新手続き                                  │
│ 要介護・要支援認定には有効期間があり、継続してサービスを利用  │
│ するためには、有効期間が終了する前に、更新の手続きが必要。   │
└──────────────────────────────────────────┘
```

表 1.
介護保険で受けられるサービス

要支援の人は利用できないサービスがある. また，介護度によっては一部使えないサービスがある.
要支援の人を対象とするホームヘルプサービス，デイサービスは介護予防・生活支援サービス事業へ移行.
*サービスは難病特定疾患では，医療保険サービスとなることがある.

自宅で利用できるサービス	訪問介護(ホームヘルプサービス)
	夜間対応型訪問介護
	訪問入浴介護
	訪問看護*
	訪問リハビリテーション*
	定期巡回・随時対応型訪問介護
	居宅療養管理指導
	通所介護(デイサービス)
日帰りで利用するサービス	地域密着型通所介護
	認知症対応型通所介護
	通所リハビリテーション(デイケア)
短期間入所するサービス	短期入所生活介護(ショートステイ)*
	短期入所療養介護(ショートステイ)*
生活の環境を整えるサービス	福祉用具の貸与
	福祉用具の購入
	住宅の改修
	小規模多機能型居宅介護
	看護小規模多機能型居宅介護
	認知症対応型共同生活介護(グループホーム)
	特定施設(有料老人ホームなど)での介護

解決策を介護保険サービスに見出したり，地域行政が実施しているサービス利用の提案や障害支援サービスにつなげることもあり，双方向の情報交換が在宅生活を継続するうえで重要である．

アセスメントについて

病気の特性として，進行のしかたやスピード，症状の日内変動もそれぞれ違い，目に見えにくい症状もあり，症状も違えば，支援のニーズも違う．

その人らしく生活することを支える「自立支援」の理念は同じであっても，いわゆる「自分でできることを支援する」という支援ではなく，常に病状の進行によって，自分でできることのベースが変化していくなかで「自分らしさ」を一緒に追求していく姿勢が必要であり，アセスメント過程では，単に ADL や IADL，疾患の進行などにとらわれず，支援する側が必要と感じている内容がたくさんあったとしても，押しつけるようなことはせず，本人の意向を汲み取りながら，気持ちの変化を待つこともある．

利用者・家族によって，病気の受け止め方が違い，気持ちの表出のしかた，感情の表われ方も個々にも違いがあり，はじめは傾聴して，どのようなことが一番不安なのか共に確認していく．座る角度，手足のポジションなど「こだわり」ではなく個別支援としての細やかなアセスメントが必要になることがあり，利用者にとっての生活の快適さにつなげるための重要な確認作業となる．また，疾患の進行により食事形態や，排泄方法，呼吸管理，誤嚥についての対応など様々な課題が出てくるため，PDCA（Plan・Do・Check・Action）サイクルに基づいたアセスメント，プランの実施が必要であり，気持ちの揺れによる意向の変化もあるため，本人・家族の意向を繰り返し聞き取る必要がある．

病気の発症から今までの流れのなかで，今の気持ちがどの位置にあるのかということを確認しながらかかわることが重要であり，先の話は，信頼関係ができてから，じっくりかかわってからにす

ることも多い．

怒りや，葛藤，否認，取引など病気を否定したい気持ちや認めたくないという思いがある人には，その思いを汲みつつ，混乱している時期は，予後の話はせずに，医療面でのサポートを厚くするよう調整する．初期には訪問診療や訪問看護，訪問リハビリテーションを有効に活用できることが多く，精神的な安定にも繋がる．専門職の助言がうまく生活に活かせるよう聞き取りを行っていく．

サービス担当者会議について

難病を抱える利用者にとって，サービス担当者会議はケアチームのチームワークを結成する重要な役割を担う．24時間の生活を支える介護サービスや家族との調整や生活のしづらさを解決する重要な会議であり，介護支援専門員として advance care planning（ACP）を常に視野に入れながらかかわることになるが，中立・冷静な対応を求められる．時として「人生会議」の役割を担うこともサービス担当者会議では予測されるため，日頃から主治医，薬剤師，歯科医師，栄養士などの専門職種との連携を心掛ける必要がある．

家族の長い歴史・関係性のうえで生じる問題であれば，立ち入ることが難しい場合や，すぐに解決できない場合もあり，介護にかかわる問題ならば，何が原因で関係の軋轢（あつれき）が出ているかを把握し，解決できる方法がないかを一緒に考えて着地点を見つけることを心掛ける．

利用者と家族の意見の相違がある場合，片方の意見のみを優先することはもちろんできないため，時間はかかっても両方の意見を聞くこと，不満や負担の声に耳を傾けることも必要で，サービス事業所からの情報がその後の生活課題の解決となることが多く，重要な会議である．

モニタリングについて

通所サービスなどを利用していれば，家との違い（変化）や，入浴時の全身状態の確認など事業所

のスタッフに確認する.

居宅での様子については, 訪問看護師や訪問介護員に対して, 何らかの家族関係の変化に気付いたときに, 情報提供してもらえるよう依頼する.

利用者と家族がちょっと距離を置いたほうが良い場合や冷静になる時間が必要な場合には, 早めに一時入院や短期入所などの機関や専門職につないでいく. 家族に後ろめたさを残さないようにすることも大切である.

介護負担が多い場合, 緊急時対応や長時間の見守りなどに対応できるサービスの利用を検討する. 例えば, 「訪問診療」, 24時間対応体制の「訪問看護」, 「夜間対応型訪問介護」「定期巡回・随時対応型訪問介護看護」「小規模多機能型居宅介護」などを検討して, 安心して生活できるようにサービスの見直しを行う.

他の家族員や近隣ボランティアなどが, 部分的でも介護に参加できる可能性がある場合は, 活用できる社会資源を行政サービスなどで日頃から検索しておく.

本人の思い, 家族の思いを聞いたうえで, 実際に在宅生活が無理であれば入所も視野に入れて話し合うこともある. 介護負担を早めに把握し, 本人からの訴えなどがあったら場合には, 報告をしてもらうよう依頼しておく.

また, 近年ICTの発達により利用者の情報のやり取りがSNSなどの活用で以前に比べ行いやすくなった. 個人情報漏えいに留意しながら, 利用者に切れ目のない生活支援のためにICTの活用に前向きに取り組む必要が生じている.

他職種連携

利用者のニーズが介護保険制度での対応の範囲を超えているときや, 介護サービスでは賄えない場合, 介護保険以外の制度(医療保険・障害者総合支援法・難病法)の活用や, 社会資源の提案, 経済的に可能であれば自費によるサービスもあることを説明する.

医療職(医師・訪問看護師・保健師など)や介護保険以外の制度にかかわる職種(地域包括支援センター職員など)に相談し, つながり(つなげて), 一緒に考え, 本人が望む生活ができるよう支援する. 早めに医療系のサービス(訪問診療や訪問看護)を導入していると, 利用者の身体的な対応はもちろんのこと, その後に生じる医療の相談は確実に対応してもらうことが可能であり, 病状の進行を見据えて, 最初から24時間対応など緊急時に応じられる訪問診療, 訪問看護を導入しておくと, その後の療養も安心である.

また, 医師と相談しながら, 生活の質を落とさないためリハビリテーションも早めに導入をはかる. リハビリテーション職員と相談しながら, コミュニケーション手段に障害が生じる病気の場合には, コミュニケーションツールを検討していける体制も早めに作っておく必要がある. 近隣事業所で, 作業療法士, 理学療法士, 言語聴覚士などの配置のある訪問看護事業所もしくは訪問リハビリテーション事業所に早期につなげておくことも重要である.

リスクマネジメント

この支援体制でやっていけるかどうか, スタッフの役割・分担・能力を含め, チーム全体がリスク管理の対象である. 医療のリスクは, 介護職員にはわかりにくく発見・対応が遅れることもあるため, 在宅が継続できるかどうかのリスク, 家族の介護疲れに対するリスク, 今後想定されるリスク, ケアに携わる人へのリスク管理を行う.

また, いざというときに慌てないためにタイミングをはかって, 落ち着いているときに医師とともに「最期はどうしたいか?」という本人の意思を確認しておく. 併せて, 家族の意思も確認し, 話をしておくことも必要であり, 訪問診療・訪問看護を依頼する際には, すぐにニーズはなくても24時間の対応のところを優先し, 事前に対応策を決めておく. 各支援者が慌てないように対応マニュアルを担当者会議などで共有し, 居室に掲示しておくことも重要である. また, 緊急時の対応につ

表 2. 難病法

療養生活環境整備事業	難病相談・支援センター事業	難病の患者などの相談・支援
	難病患者等ホームヘルパー養成研修事業	介護職員に対する研修
	在宅人工呼吸器使用患者支援事業	人工呼吸器を装着する難病の患者の医療保険による訪問看護について1日につき4回目以降の費用が交付(260回/年まで)
難病特別対策推進事業	在宅医療支援計画策定・評価事業	必要に応じて保健師が地域の支援職種とともに在宅療養支援の計画を策定しながら個別支援に関わる
	医療相談事業	難病などの患者が会場で,難病の専門医・看護師・社会福祉士などに相談できる
	訪問相談・指導事業	医療相談事業に参加できないよう支援難病患者・家族に対して,専門の医師,主治医,保健師,看護師,理学療法士などが居宅を訪問して,在宅療養に必要な医学的指導を行う
	在宅難病患者一時入院事業	在宅療養生活が長期化した患者や介護状況に課題がある場合は,レスパイトや入院による身体的評価を受けながら安定した在宅療養を支援する

表 3. 障害福祉サービス

重度訪問介護	支援	居宅	家事・生活に関する相談・助言,その他生活全般にわたる援助
		外出時	移動中の介護を総合的に行う
		入院・入所	意思疎通の支援,その他の支援
	対象者		障害支援区分が区分4以上(病院等に入院又は入所中に利用する場合は区分6であって,入院又は入所前から重度訪問介護を利用していた者)であって,次のいずれかに該当する者 1 次のいずれにも該当する者 　(1)二肢以上に麻痺等があること 　(2)障害支援区分の認定調査項目のうち「歩行」「移乗」「排尿」「排便」のいずれも「支援が不要」以外と認定されていること 2 障害支援区分の認定調査項目のうち行動関連項目等(12項目)の合計点数が10点以上である者
療養介護	支援	入院時	介護,日常生活上の世話
			療養介護のうち医療にかかわるものを療養介護医療として提供
	対象者		病院等への長期の入院による医療的ケアに加え,常時の介護を必要とする障害者として次に掲げる者 　(1)筋萎縮性側索硬化症(ALS)患者等気管切開を伴う人工呼吸器による呼吸管理を行っている者であって,障害支援区分が区分6の者 　(2)筋ジストロフィー患者又は重症心身障害者であって,障害程度区分が区分5以上の者 　(3)改正前の児童福祉法第43条の4に規定する重症心身障害児施設に入居した者又は改正前の児童福祉法第7条第6項に規定する指定医療機関に入所した者であって,平成24年4月1日以降指定療養介護事業所を利用する(1)及び(2)以外の者
重度障害者等包括支援	支援		居宅介護,重度訪問介護,同行援護,生活介護,短期入所,自立訓練,就労移行支援,就労継続支援,就労定着支援,自立生活援助,共同生活援助を包括的に提供
	対象者		障害程度区分6(児童については区分6に相当する者とする。)で,意思の疎通に著しい困難を伴う者であって,下記のいずれかに該当する者 　(1)重度訪問介護の対象であって,四肢すべてに麻痺等があり,寝たきり状態にある障害者のうち,次のいずれかに該当する者 　　・気管切開を伴う人工呼吸器による呼吸管理を行っている身体障害者:Ⅰ類型 　　・ALS 　　・遷延性意識障害 　　・筋ジストロフィー 　　・脊椎損傷 　　・最重度知的障害者:Ⅱ類型 　　・重症心身障害者 　(2)障害程度区分の認定調査項目のうち行動関連項目(11項目)等の合計点数が15点以上である者:Ⅲ類型 　　・強度行動障害

いては，ADL の変化に合わせて都度確認する必要がある．

難病の在宅看取り支援

介護保険以外でも，医療保険サービス，障害サービスなどの組み合わせることで，住み慣れた家で，在宅チームに支えられながら，最期を迎えたいという意向は叶えやすくなったといえる．介護支援専門員は，残された家族のグリーフケアにチームの一員としてかかわることができる．

介護保険以外に利用できる事業(サービス)について

1．難病対策による事業(表2)

難病の利用者の療養支援に関連する難病対策の事業には，難病法に位置づけられている「療養生活環境整備事業」と「難病特別対策推進事業」があ

る．難病特別対策推進事業によって，難病医療提供体制や地域における支援体制が構築されている．

2．障害福祉サービス

障害サービスの介護給付に関しては，相談支援専門員との連携が重要である．重度訪問介護，療養介護，重度障害者等包括支援について，支援内容と対象者を表3にまとめた．

文　献

1) 厚生労働省仕事と介護の両立支援事業：仕事と介護両立のポイント. 2018.
2) 平成 29 年度厚生労働行政推進調査事業費補助金難治性疾患政策研究事業「難病患者の地域支援体制に関する研究」難病のケアマネジメント 技とコツ. 2017.
3) 北九州市ホームページ〔http://www.city.kitakyushu.lg.jp〕

MB Med Reha **No.243**：**39-48**, 2019

特集／神経難病を在宅でどうみるか

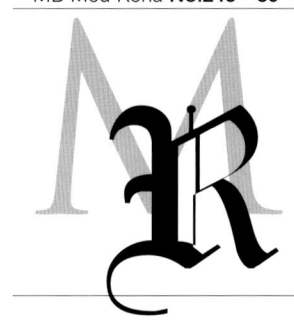

在宅神経難病患者の栄養管理とリハビリテーション治療

川口美喜子*

Abstract 神経難病患者の在宅栄養支援は，多職種連携による疾患の進行状況や介護状況などに必要な栄養アセスメントと管理栄養士による実践的な食事支援が重要である．神経難病療養者は，在宅人工呼吸療法管理，在宅酸素療法や経管栄養法など医療処置を行う場合が多く，安全な実施と管理が必須となる．このため医師から具体的な指示があり，状態の変化にも迅速に対応できるよう，多職種連携によって支援者が支援方針を統一してかかわる．栄養管理においても状態変化時に対応する情報交換や，カンファレンスを行うなどの連携が必要である．在宅においての栄養アセスメントは生化学検査値の経過，体重の推移，嚥下機能を把握し栄養投与経路，栄養必要量を決定していくが，美味しいものを食べることを諦めないために，うまく食事ができないときは食事がしやすい食具の提案，普通の食事が困難なときは食形態を提案し，患者と介護者の楽しみや自尊心を維持する支援に繋げることが目標である．患者・家族にとって楽しみや自尊心を維持する食には管理栄養士の知識と技術が必要となる．

Key words 栄養アセスメント（nutrition assessment），嚥下障害（dysphagia），胃瘻（gastrostoma），口腔ケア（oral health care），人工的水分補給（artificial hydration）

はじめに

神経難病の在宅栄養管理のかかわりは長期にわたり栄養療法を続けていくことが重要である．疾患ごとに経過（進行速度），予後，神経症状，栄養障害，ADLの低下や障害程度は異なり，そして患者1人ひとりの病態の進行も異なる．そのためにどのような栄養療法が生命予後を改善するか栄養障害の特徴と対策を評価し，患者と家族，在宅療養を支えるスタッフとともに情報を共有し，連携していくことが必要である．

症状が進行し経口摂取が困難になると，必要栄養量は確保できず，栄養障害が引き起こされるリスクが高くなる．在宅療養中に体重減少がみられる患者の食事内容は，食事の形態に限らず，栄養補助食品を併用することも大切である．在宅療養に対しては栄養に関する相談窓口が少なく，患者が在宅療養中に栄養障害を引き起こすことがある．在宅における栄養管理は，患者，家族やケアマネージャーなどに食事指導と情報提供するだけでなく，かかりつけ医にも情報提供することによって在宅療養における栄養管理のフォローアップに繋げることができる[1]．

栄養評価と摂食嚥下機能診断

1．神経難病の栄養障害の特徴

神経難病では，疾患の進行の病期により様々な栄養障害を発症することが特徴である．最も多い栄養障害の主な原因は摂食嚥下障害による食事摂取量の低下，骨格筋や呼吸筋の亢進による消費エネルギー量の増大，四肢麻痺の活動制限による食事摂取量の低下である．呼吸機能と嚥下障害が互

* Mikiko KAWAGUCHI，〒 102-8357 東京都千代田区三番町 12　大妻女子大学家政学部食物学科臨床栄養管理研究室，教授

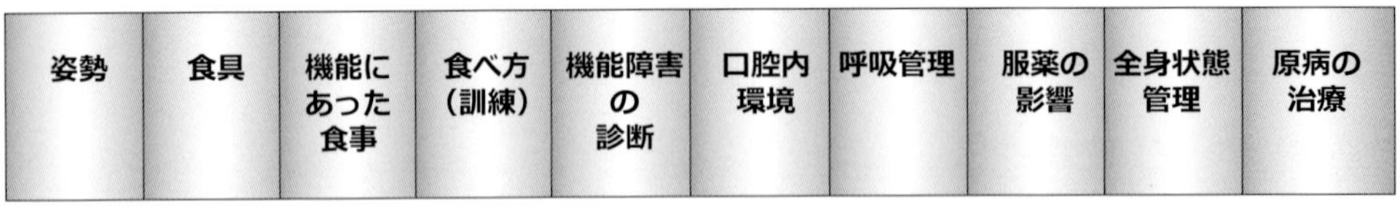

姿勢	食具	機能に あった 食事	食べ方 （訓練）	機能障害 の 診断	口腔内 環境	呼吸管理	服薬の 影響	全身状態 管理	原病の 治療

図 1. 摂食嚥下障害に対処するために必要な要素
→食事は障害を支える要素のひとつ
→スクリーニングしたすべての要素が成り立たなければ有効にならない.

表 1. JARD2001「日本人の新身体計測基準値」

a. 男性

年齢 （歳）	身長 平均値 (cm)	体重 平均値 (kg)	BMI 平均値	上腕 周囲 AC (cm)	上腕 三等筋 皮下 脂肪厚 TSF (mm)
18～24	171.67	62.19	21.09	26.96	10.98
25～29	171.17	65.29	22.25	27.75	12.51
30～34	172.1	69.67	23.48	28.65	13.83
35～39	170.95	68.56	23.45	28.2	12.77
40～44	170.05	67.52	23.39	27.98	11.74
45～49	168.12	65.48	23.17	27.76	11.68
50～54	167.23	65.9	23.5	27.59	12.04
55～59	165.98	62.82	22.77	26.89	10.04
60～64	163.74	60.92	22.81	26.38	10.06
65～69	163.37	60.55	21.84	27.28	10.64
70～74	159.97	57.82	21.93	26.7	10.75
75～79	160.95	55.99	20.99	25.82	10.21
80～84	158.52	54.24	20.94	24.96	10.31
85～	155.9	50.8	20.65	23.9	9.44

b. 女性

年齢 （歳）	身長 平均値 (cm)	体重 平均値 (kg)	BMI 平均値	上腕 周囲 AC (cm)	上腕 三等筋 皮下 脂肪厚 TSF (mm)
18～24	159.25	51.62	20.34	24.87	15.39
25～29	158.3	50.46	20.08	24.46	14.75
30～34	158.36	51.28	20.48	24.75	14.5
35～39	158.27	52.81	21.11	25.3	16.14
40～44	155.57	54.4	22.37	26.41	16.73
45～49	155.47	53.73	22.21	26.02	16.59
50～54	155.19	52.72	21.84	25.69	15.46
55～59	152.8	52.53	22.46	25.99	16.76
60～64	151.34	51.96	22.69	25.75	15.79
65～69	150.78	52.55	22.53	26.4	19.7
70～74	149.5	49.26	21.84	25.57	17.08
75～79	146.65	47.32	21.48	24.61	14.43
80～84	142.88	44.32	20.49	23.87	12.98
85～	140.25	40.62	20.19	22.88	11.69

いに悪影響となり，筋蛋白栄養障害と体脂肪消耗により，低栄養状態をもたらすスパイラルへと陥ることは，全身状態の悪化のみならず，感染症に対する抵抗力が低下する．そのため，療養生活のQOL の低下や生命予後にも影響を及ぼす．神経難病患者の栄養管理は早期から低栄養状態に陥る要素(図1)に対して多職種が連携し，積極的に治療・ケアを実施する必要がある．

2. 栄養評価・栄養管理方法

在宅栄養管理で信頼性のある栄養評価は，体重と摂取栄養量である．また，在宅療養継続期間においても，医療機関あるいは在宅で1～3か月間程度には生化学検査が実施されているため，血液・生化学検査値から栄養状態，慢性疾患の病態を把握する．身長，体重，短期間の体重変化，食事・水分の摂取量，身体活動のスクリーニングを行う．体重測定が難しい場合もあるが，エネルギー摂取量と必要量をモニタリングするために最も的確な指標である．

身体計測値は，体重測定が困難な患者においては経過を把握するために有用な指標となる．利き腕でないほうの腕で上腕周囲長(arm circumference；AC)，上腕三頭筋皮下脂肪厚(triceps skinfold；TSF)を測定し，上腕筋囲(arm muscle circumference；AMC)を算出【AMC(cm) = AC(cm) − 0.314×TSF(mm)】する．測定結果をJARD2001(Japanese Anthropometric Reference Data：日本人の新身体計測基準値，表1)の性別・

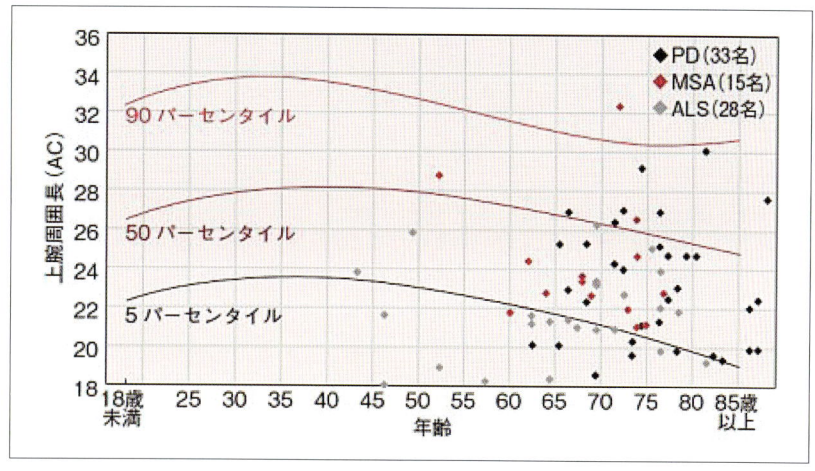

図 2. 上腕周囲長（AC）の分布（男性）

（文献 2 より）

年齢別測定基準値と比較し，パーセンテージ（％AMC，％TSF）を算出して栄養評価指標とする．AC はエネルギー摂取量を反映し，体脂肪量と筋肉量の指標である．TSF は体脂肪量を推測する指標となり，60％以下では高度体脂肪消耗状態である．AMC は皮下脂肪を除いた上腕筋の周囲長で，筋たんぱく質を推測する指標である．3 大変性疾患の身体計測による特徴は，筋萎縮性側索硬化症（ALS）では低栄養を呈し，BMI，AMC の低下が主体であり，疾患特異的な筋の変性を表す．パーキンソン病（PD）では，低栄養患者であっても上腕筋量は保たれ，固縮や振戦などにより筋活動が維持されていることが反映されている．多系統萎縮症（MSA）における低栄養の特徴は症例によりばらつきがあると報告している（**図 2**）[2]．

　食事あるいは経腸栄養の摂取量・飲水量の把握も同様に，嚥下機能，栄養素量の不足など関する栄養障害の早期発見に繋がる指標となる．さらに，生化学検査，身体計測，ADL，臨床心理精神状態，嚥下状態，生活状況を評価する．生化学検査は，在宅療養では頻繁に検査しないが，血清アルブミンの値は多職種連携で最低限把握したい情報である．情報を総合的に判断し，栄養状態維持，改善のために必要エネルギー量，栄養素量，水分が充足できる栄養補給方法を提案する．神経難病に対しての栄養管理は，疾患の特異性，進行速度など各病期の個人差に応じたテーラーメードの栄養管理が求められる．

神経難病の栄養アセスメント

　代表的な神経難病である ALS，PD，MSA に注目して，栄養障害の特徴と対策についてまとめる．神経難病は，各疾患に特徴的な体重減少や栄養障害をきたす．ALS では進行性に四肢の筋力が低下し，自力での移動や日常生活動作が困難となる．嚥下障害や呼吸障害も進行性に悪化し，人工呼吸器を使用しなければ発症から 2～5 年で死に至る．

1．ALS

　ALS は，急速に進行する筋萎縮と麻痺が特徴であるが，その病初期には急激な体重減少を呈する．初期の体重減少は独立した生命予後規定因子であるとされており，早期から栄養療法の導入が必要とされる．体重減少の要因は骨格筋の変性・減少，嚥下障害による摂取エネルギー量の低下が考えられる．また，何らかのエネルギー代謝の亢進（hypermetabolism）が存在しているといわれている．この hypermetabolism による栄養不良は，予後を左右する因子として確立されており，診断時 BMI 18.5m^2/kg，もしくは 5％以上の体重減少を認めたものは，有意に生命予後が悪いとされている．気管切開をしていない ALS の 1 日総消費エネルギー量（TEE）は 1,577±351kcal，体重当たりの TEE は 31.9±4.4kcal/kg で，TEE と重症度・罹病期間との間には相関はなく，病期が進んでも代謝亢進の状態が続くと報告している[3]．気管切

表 2. 必要エネルギーの算出方法

基礎エネルギー消費量(basal energy expenditure：BEE)　＊Harris-Benedict の式より
男性　BEE＝66.47＋13.75W＋5.0H－6.76A
女性　BEE＝655.1＋9.56W＋1.85H－4.68A
　W：体重(kg)　H：身長(cm)　A：年齢(歳)
1 日の総消費エネルギー(TEE)
TEE＝BEE×活動係数(activity factor)×stress factor
気管切開下の人口呼吸管理における経腸栄養管理は上記の式に活動係数を 0.9 として計算し，
必要エネルギー量を算出する．

開下の人口呼吸管理における経腸栄養管理は**表 2**の計算から必要エネルギー量を算出し，エネルギー投与量とすることが推奨されている[4]．エネルギー消費量が摂取エネルギー量よりも大きい場合は胃瘻造設(PEG)を考慮すべきである．

2．PD

PD 関連疾患，パーキンソニズムや運動失調により日常生活動作が大きく制限され，進行すると寝たきりとなる．体重減少が病初期から認められ，進行期には著明なるい痩を呈することが多い．初期の体重減少がその後の生存期間と相関するとされている一方，薬剤・外科的治療によって体重も増加する．多くは嚥下障害を伴うため，誤嚥性肺炎を起こしやすい．また転倒による骨折を契機に移動能力が著しく低下し，寝たきりになる場合もある．

3．MSA

MSA では，エビデンスが少ないが，胃瘻造設・気管切開期には著しい体重減少を呈することが多く，早期からの栄養療法が必要であるが，PD とは違い進行期にはむしろ肥満傾向を示す症例が多い．対象に ALS を含まない神経難病患者における安静時エネルギー代謝量の研究においては，体重 1 kg 当たり男性 21.3±2.8kcal/kg，女性 24.4±6.3kcal/kg，男女平均 22.9±5.1kcal/kg であり，男性はおよそ 1,300kcal，女性 1,200kcal で正常対照者の安静時に比較して低い．また，脳萎縮の程度が強いほど安静時エネルギー代謝量は有意に低下する．安静時エネルギー代謝量は，身体活動能力(自力歩行，車椅子生活，寝たきり)の差による影響は少なく，精神活動(意識レベル)が低いほど，また，脳萎縮が強いほど有意に低下する．神経難病患者では，精神機能や脳組織がよく保たれている患者と不随意運動の症例は比較的高い安

静時エネルギー代謝量を示し，寝たきり患者の栄養補給計画に際して考慮すべきと報告している[5]．いずれの疾患においても病期に応じた適切な栄養療法の確立が望まれ，一方で今後，進行期症例においては何を目的として栄養療法を行うかの議論が必要であるとされている[6][7]．

必要エネルギー量，栄養量は正確に算出することはそれぞれの疾患において困難であり，ALS では ADL の保たれている病初期には著明な代謝亢進，進行期にはエネルギー消費は徐々に減少していく．そのため病初期から栄養管理を行い，定期的な栄養評価を行い，体重減少を抑えること，進行期には投与エネルギー過多に注意する．いずれの疾患においても特徴を理解し，栄養状態の経過を評価することが重要である[8]．

病期の進行とともに栄養障害，誤嚥を起こす率が高くなる．栄養摂取のために投与経路は胃瘻増設に移行する．臨床的に細かい観察によって患者の QOL を維持していく．進行期，ADL 低下期に栄養状態を維持し，合併症を少なくするためにアセスメントに基づいた栄養管理が必要である．食事摂取量の把握は，調理担当者や介護者に最近の食事内容や量に変化がないかを聞き取り，評価する．習慣的な食事，嗜好の変化，食事の柔らかさ，好んで食べる物，飲水の回数などの最近の変化を見過ごさないようにする．我々の調査では，1,100kcal 以下の経口，経腸あるいは経静脈を継続した患者は，血中ビタミンとミネラルの値が基準値よりも低いものが多く栄養代謝に問題があることが推測された(**表 3, 4**)．栄養と投与経路の変更について患者自身と家族が決断できるように正しい栄養評価をすることが必要である．

表 3. 摂取不良群と良好群における生化学検査値の比較

摂取良好群(10 名):1,100kcal 以上の経口および経腸栄養の患者
摂取不良群(9 名):1,000kcal 以内の経腸栄養あるいは主に経静脈の栄養

	TP	Alb	ChE	TTR	T. Cho	BUN	Crea
	g/dl	g/dl	IU／l	mg/dl	mg/dl	mg/dl	mg/dl
摂取不良群	6.3±1.1	2.7±0.6	163.0±60.1	12.6±6.0	149.1±36.8	27.0±19.6	1.37±1.33
摂取良好群	6.5±0.7	3.2±0.8	188.2±65.7	21.1±6.0	176.2±30.1	28.3±17.1	1.12±0.61
P 値	ns	ns	ns	0.007	ns	ns	ns

	Na	K	Cl	Ca	Fe	CRP	BS
	mEq／l	mEq／l	mEq／l	mg/dl	μg/dl	mg/dl	g/dl
摂取不良群	140.4±4.3	4.2±0.6	101.7±7.4	8.2±0.8	56.7±46.8	3.98±4.57	165±94
摂取良好群	142.2±2.6	4.2±0.7	103.9±4.4	8.6±0.5	67.0±31.3	1.03±0.80	104±32
P 値	ns	ns	ns	ns	ns	ns	ns

	白血球	赤血球	Hgb	Ht	Plt	リンパ数	Zn	Cu
	×10^3／μl	×10^6／μl	g/dl	%	×10^3／μl	WBC×LYMP%	μg/dl	μg/dl
摂取不良群	8.87±4.38	3.27±0.77	9.8±2.4	30.6±7.1	281.3±120.7	1.15±0.68	59.3±12.5	112±42
摂取良好群	6.29±2.22	3.25±0.66	10.4±2.1	31.7±5.8	200.9±64.8	1.29±0.37	61.5±21.3	113±27
P 値	ns	ns	ns	ns	ns	ns	ns	ns

	V.A	V.B1	V.B6	V.B12	葉酸	V.C	25-OHV.D	V.E
	IU/dl	ng/ml	ng/ml	pg/ml	ng/ml	μg/ml	ng/ml	mg/dl
摂取不良群	93.2±49.7	84.2±98.6	8.3±8.5	2993±2875	5.7±3.1	4.7±5.3	11.8±3.7	0.96±0.36
摂取良好群	176.8±68.9	33.9±11.5	11.8±13.5	449±140	6.8±5.1	9.4±5.2	16.3±5.5	1.11±0.33
P 値	0.008	ns	ns	0.05	ns	ns	0.05	ns

表 4. 摂取不良群と良好群における微量栄養素の欠乏

摂取良好群(10 名):1,100kcal 以上の経口および経腸栄養の患者
摂取不良群(9 名):1,000kcal 以内の経腸栄養あるいは主に経静脈の栄養

	V.A	V.B1	V.B6		V.B12	葉酸	V.C		V.D	V.E
	低下	低下	低下	欠乏	低下	低下	低下	欠乏	低下	低下
摂取不良群	6(67%)	0	2(23%)	1(11%)	1(11%)	2(22%)	2(23%)	5(43%)	3(33%)	2(22%)
摂取良好群	1(10%)	1(10%)	1(10%)	3(30%)	0	1(10%)	1(10%)	1(10%)	0	1(10%)

	亜鉛	銅	鉄	
	低下	低下	低下	欠乏
摂取不良群	6(67%)	2(22%)	5(56%)	3(33%)
摂取良好群	4(48%)	1(10%)	2(20%)	2(20%)

※摂取良好群中 2 名は,腎疾患のため厳格なたんぱく質制限を行った
※基準値以下を "低下",基準最低値×1/2 以下を "欠乏" とした

（日本静脈経腸栄養学会年次学術集会発表;2008 年）

摂食嚥下障害への介入

1. スクリーニング

摂食嚥下障害は ALS のどの病型であっても,高率に摂食嚥下障害をきたし,病期により変化する.嚥下障害により栄養不良をきたして生存率に関係する.PD 患者の 30～80% 程度が嚥下障害を自覚している一方,不顕性誤嚥も 15～33% にみられる.誤嚥性肺炎が死因となるため,嚥下評価を行い,対処方法を検討する必要がある.原疾患の重症度に伴って嚥下障害の頻度が高くなることが知られている.しかし,嚥下機能は必ずしも重症度や臨床症状と相関しないと報告している[9].嚥下障害のスクリーニング,経過観察の評価に使用

表 5. 嚥下障害，経過観察の評価に使用する質問紙

氏名	年齢　歳　　　男・女 年　　月　　日
身長　　cm　　体重　　kg	

あなたの嚥下（飲み込み，食べ物を口から食べて胃まで運ぶこと）の状態について，いくつか質問をいたします．いずれも大切な症状です．よく読んでA，B，Cのいずれかに丸を付けて下さい．この2，3年のことについてお答え下さい．

質問	A	B	C
1. 肺炎と診断されたことがありますか？	A. 繰り返す	B. 一度だけ	C. なし
2. やせてきましたか？	A. 明らかに	B. わずかに	C. なし
3. 物が飲み込みにくいと感じることがありますか？	A. よくある	B. ときどき	C. なし
4. 食事中にむせることがありますか？	A. よくある	B. ときどき	C. なし
5. お茶を飲むときにむせることがありますか？	A. よくある	B. ときどき	C. なし
6. 食事中や食後，それ以外の時にものどがゴロゴロすることがありますか？	A. よくある	B. ときどき	C. なし
7. のどに食べ物が残る感じがすることがありますか？	A. よくある	B. ときどき	C. なし
8. 食べるのが遅くなりましたか？	A. たいへん	B. わずかに	C. なし
9. 硬いものが食べにくくなりましたか？	A. たいへん	B. わずかに	C. なし
10. 口から食べ物がこぼれることがありますか？	A. よくある	B. ときどき	C. なし
11. 口の中に食べ物が残ることがありますか？	A. よくある	B. ときどき	C. なし
12. 食物や酸っぱい液が胃からのどに戻ってくることがありますか？	A. よくある	B. ときどき	C. なし
13. 胸に食べ物が残ったり，つまった感じがすることがありますか？	A. よくある	B. ときどき	C. なし
14. 夜，咳で寝られなかったり目覚めることがありますか？	A. よくある	B. ときどき	C. なし
15. 声がかすれてきましたか（がらがら声，かすれ声など）？	A. たいへん	B. わずかに	C. なし

（文献10より引用）

する質問紙が示されている．15項目からなり，構造は肺炎の既往，栄養状態，咽頭期，口腔期，食道期，声門防御機構などが反映されるようになっている．回答はA：重い症状，頻度が多い症状，B：軽い症状，頻度が少ない症状，C：症状なし，としている．Aは実際に日常生活に支障がある，Bは気になる程度，という基準で問診を進める．この質問紙では「Aに1つでも回答があったもの」を「嚥下障害あり」と判定し，「Bにはいくつ回答あり」でも「嚥下障害疑い」ないし「臨床上問題ないレベル」と判定する（表5）[10]．

2．介　入

摂食嚥下障害への介入は，姿勢調整，誤嚥予防，食品調整，代償法を行い，呼吸管理や栄養管理を行う．嚥下障害に関しては進行性であるため，QOLを高め，誤嚥予防を行うために多職種が連携し食形態やとろみについては情報を共有してサポートする．そのためには図3，4に示すように病態の特徴と食事の内容を理解しておく．

経過は個人差があるが，比較的に急速に進行する場合がある．呼吸不全と嚥下障害は並行して進行する．気管切開や呼吸器装着により嚥下機能は障害される．他の疾患でも合併頻度が高く，誤嚥性肺炎，窒息をきたすことが多く，生命予後に大きく影響を与える．摂食嚥下と呼吸リハビリテーションと連携した継続的な支援が，円滑な呼吸状態を維持させ，嚥下障害の摂食に対する活動性を維持させる．その過程で現在の摂食嚥下機能評価をもとに適切な食形態ととろみの段階（図3，4，表6），または必要エネルギー量の充足方法を提案していく．在宅では，食事介助や食事時の姿勢，患者の食習慣，食品選択範囲，食事時間など個々の患者の食事に対する嗜好や食生活環境を把握する．さらに介護者である家族の生活負担を考慮しなければならない．医療者，特に管理栄養士が食事時間に訪問すれば，食事形態は一目瞭然であ

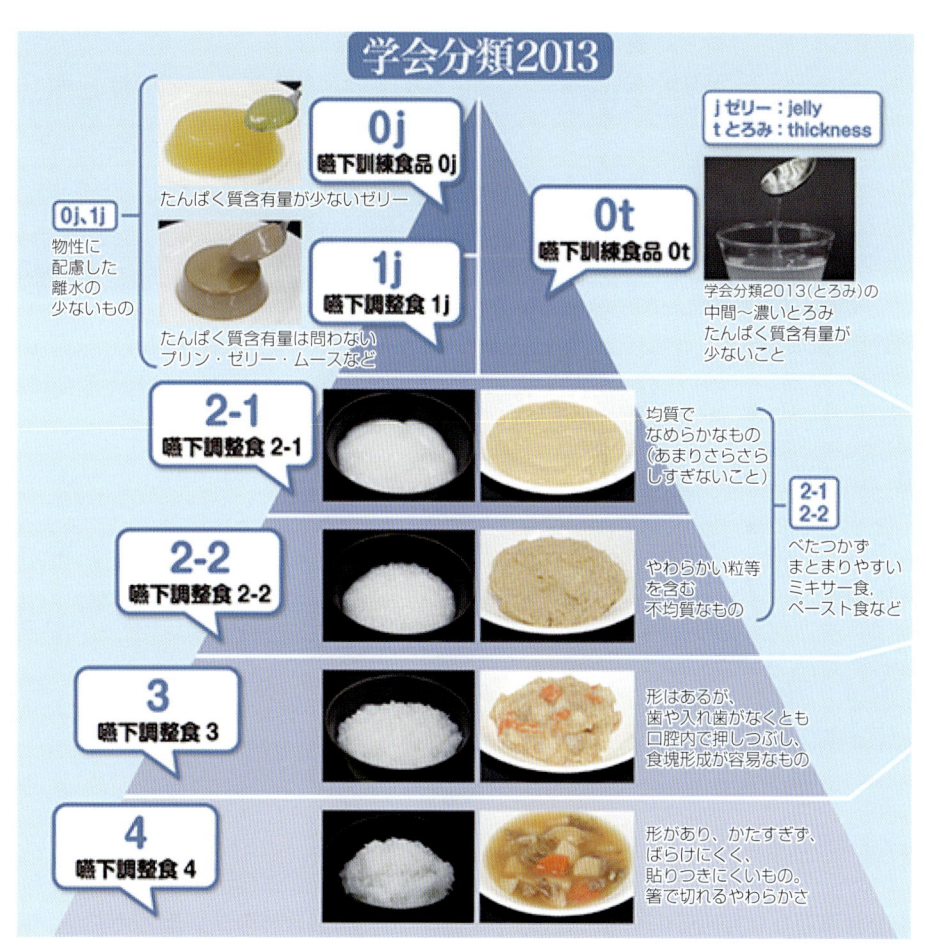

図 3. 日本摂食嚥下リハビリテーション学会嚥下調整食分類 2013

コード		名称	松江赤十字病院名称	形態	目的・特色	主食の例	副食（食品・料理）
0	j	嚥下訓練食品 0j		均質で、付着性・凝集性・かたさに配慮したゼリー離水が少なく、スライス状にすくうことが可能なもの	重度の症例に対する評価・訓練用少量をすくってそのまま丸呑み可能残留した場合にも吸引が容易たんぱく質含有量が少ない		嚥下困難者用ゼリー（STの指導による）
	T	嚥下訓練食品 0t		均質で、付着性・凝集性・かたさに配慮したとろみ水（原則的には、中間のとろみあるいは濃いとろみのどちらかが適している）	重度の症例に対する評価・訓練用少量ずつ飲むことを想定ゼリー丸呑みで誤嚥したゼリーが口中で溶けてしまう場合たんぱく質含有量が少ない		とろみ水は患者に応じた調整（STの指導による）
1	j	嚥下調整食 1j	1j 嚥下訓練ゼリー食 1j ゼリー食	均質で、付着性・凝集性・かたさ・離水に配慮したゼリー・プリン・ムース状のもの	口腔外ですでに適切な食塊状となっている（少量をすくってそのまま丸呑み可能）送り込む際に多少意識して口蓋に舌を押し付ける必要がある0jに比し表面のざらつきあり	おもゆゼリー・ミキサー粥のゼリーなど	ミキサ粥ゼリー 味噌汁ゼリー お浸しゼリー プリン
2	1	嚥下調整食 2-1	2-1 ペースト食	ピューレ・ペースト・ミキサー食など、均質でなめらかで、べたつかず、まとまりやすいものスプーンですくって食べることが可能なもの	口腔内の簡単な操作で食塊状となるもの（咽頭では残留、誤嚥をしにくいように配慮したもの）	粒が無く、付着性の低いペースト状のおもゆや粥	肉じゃがペースト ヨーグルト
	2	嚥下調整食 2-2	2-2 ペースト食	ピューレ・ペースト・ミキサー食などで、べたつかず、まとまりやすいもので不均質なものも含むスプーンですくって食べることが可能なもの		やや不均質（粒がある）でもやわらかく、離水もなく付着性も低い粥類	水切り粥 お浸しペースト とろみつき味噌汁
3		嚥下調整食 3	3 やわらかとろみ食	形はあるが、押しつぶしが容易、食塊形成や移送が容易、咽頭でばらけず嚥下しやすいように配慮されたもの多量の離水がない	舌と口蓋間で押しつぶしが可能なもの押しつぶしや送り込みの口腔操作を要し（あるいはそれらの機能を賦活し）、かつ誤嚥のリスク軽減に配慮がなされているもの	離水に配慮した粥など	全粥 鮭ほぐしキサミあんかけ煮魚 とろみつき味噌汁 お浸しみじん切りとろみあんかけ
4		嚥下調整食 4	4 一口カットとろみ食	かたさ・ばらけやすさ・貼り付きやすさなどのないもの箸やスプーンで切れるやわらかさ	誤嚥と窒息のリスクを配慮して素材と調理方法を選んだもの歯が無くても対応可能だが、上下の歯槽堤間で押しつぶすあるいはすりつぶすことが必要で舌と口蓋間で押しつぶすことは困難	軟飯・全粥など	全粥～軟飯 一口カットあんかけ煮魚 とろみつき味噌汁 一口カットあんかけ浸し

図 4. 嚥下調整食の種類と特徴

表 6. 学会分類 2013(とろみ)早見表

	段階1：薄いとろみ [Ⅲ-3項]	段階2：中間のとろみ [Ⅲ-2項]	段階3：濃いとろみ [Ⅲ-4項]
英語表記	Mildly thick	Moderately thick	Extremely thick
性状の説明（飲んだとき）	●「drink」するという表現が適切なとろみの程度 ●口に入れると口腔内に広がる液体の種類・味や温度によっては、とろみが付いていることがあまり気にならない場合もある ●飲み込む際に大きな力を要しない ●ストローで容易に吸うことができる	●明らかにとろみがあることを感じ、かつ「drink」するという表現が適切なとろみの程度 ●口腔内での動態はゆっくりですぐには広がらない ●舌の上でまとめやすい ●ストローで吸うのは抵抗がある	●明らかにとろみが付いていて、まとまりが良い ●送り込むのに力が必要 ●スプーンで「eat」するという表現が適切なとろみの程度 ●ストローで吸うことは困難
性状の説明（見たとき）	●スプーンを傾けるとすっと流れ落ちる ●フォークの歯の間から素早く流れ落ちる ●カップを傾け、流れ出た後には、うっすらと跡が残る程度の付着	●スプーンを傾けるととろとろと流れる ●フォークの歯の間からゆっくりと流れ落ちる ●カップを傾け、流れ出た後には、全体にコーティングしたように付着	●スプーンを傾けても、形状がある程度保たれ、流れにくい ●フォークの歯の間から流れ出ない ●カップを傾けても流れ出ない（ゆっくりと塊となって落ちる）
粘度(mpa・s)[Ⅲ-5項]	50〜150	150〜300	300〜500
LST値(mm)[Ⅲ-6項]	36〜43	32〜36	30〜32

る．介護者や介護職と共に実際の台所などで調理実演もできるほか、食事場面で姿勢や食べ方（食べさせ方）など食環境なども同時に指導できる．病院や施設での食事指導がなされていても、自宅での環境が少し異なるだけで、食事環境にさらに工夫が必要になってくる場合も多く、微調整も気軽に行える[11].

3．嚥下障害に対応する食事

嚥下機能により、粗みじん(5 mm 角)、みじん(1〜2 mm)、ミキサー(粒のないペースト)の段階に加工する．さらに、刻んだ食事は食塊形成が困難なため、とろみ液をつけて食べやすく工夫する．

①口腔内で食品が散らばり、むせの原因となるような食材を使用しない（ブロッコリー、漬物、ナッツ類、ごま、ふりかけなど）

②口腔内に貼り付くような食品、厚みのないものは使用しない（海苔、わかめ、レタス、菜っ葉類）

③水分を多く含む食品は使用しない（高野豆腐の煮物）

④魚の骨、野菜の皮などは、あらかじめ取り除いた状態で調理、加工する

⑤酸っぱい物はむせやすい（酢の物）

⑥加熱しても柔らかくならないもの（蒲鉾、イカ、こんにゃく、貝類、キノコ、ハム）

⑦水分は液体のまま提供せず、とろみを付けたり、ゼリー状に固めたりした状態で提供する（水、すまし汁、味噌汁）

美味しいものを食べることを諦めるのは人間にとってとても難しい．摂食嚥下障害の経過に寄り添って、うまく食事ができないときは病態の安定と主に食形態、食具の工夫などによってできる限り食事の楽しみや自尊心を維持する対応を行う．

食支援の実際・口腔ケア・人工的水分補給

在宅における食支援は、病態が進行性であり、疾患の特異性、進行速度、生命予後を予測し、早期の栄養不良のアセスメントから、平穏な人生の最期となるように緩和ケアにも介入していく．

在宅においても経口摂取、経腸栄養あるいは経口摂取を行いながら経腸栄養を併用する場合もある．個々の嚥下能力に合わせ食形態の食事、あるいは PEG を求められる．ALS における PEG は、①「むせ」などの嚥下障害の自覚症状を認める、②病前体重の 10% 以上の体重減少を認める、③BMI<18.5 kg/m², ④嚥下造影や嚥下内視鏡に

て，梨状窩への唾液貯留や誤嚥などがある場合，⑤非侵襲的呼吸補助療法（NPPV）導入前もしくは導入時のような適切なタイミングに提唱されている[12]．早い時期でPEGが求められるが，栄養投与経路の経過の段階で口腔ケア，水分管理は重要である．

1．口腔ケア

神経難病患者の口腔ケアは，運動障害，認知，顎の拘縮，嚥下障害，呼吸障害など重度の健康問題があり配慮すべき点が多い．在宅神経難病患者や家族が要望する口腔ケアの例では，口の中をすっきりさせたい，唾液が出にくくなってきた，口臭がひどくて困る，病気でやせたらせっかく時間をかけて作った入れ歯が合わなくなった，入れ歯の調整と食形態の工夫などの対処方法について指導・治療してほしいと願っていると報告している．歯を磨くことに重点を置くよりも，口腔内の衛生，不快症状や口腔の問題への対処に重点を置き，口腔リハビリテーションと連携することが必要となる．そして，本人や家族の抱えている"思い"を医療者が確認しながら情報の共有化をはかり，連携を充実することである[13]．

2．人工的水分補給

病態が進行し誤嚥のリスクが高まった場合には，経口摂取を中止または楽しみ程度として，代替栄養法として経腸栄養・経静脈栄養を主栄養とする．栄養摂取・投与がどのような方法でも脱水を防ぐために確実な水分摂取が必要である．水分バランスは，水分摂取と排泄量によって決まり，摂取と排泄が等しくなることが理想であるが，摂取が中断しても体液の一部は必ず排泄するため水分管理は重要である．水分補給を補助的に利用することも役立つ．

健康人に必要な水分量は，消費カロリーや体表面積，体重などから求められる．健康な成人では，1 kcalの消費当たり1 ml水分摂取，あるいは1日当たり2,000 mlが必要とされている．患者に対して栄養計画を立てるときには，必要水分量＝現体重×35 mlで算出する．

食事からの水分摂取は，摂取量や調理形態で差は大きいが，1,600 kcal相当の摂取において，食物中の水分量はおよそ1,000 mlである．

脱水を防ぐためには，ムセ，咳，たんの量や性状や発熱，高い室温，湿度の低下などの生活環境，濃度の高い経腸栄養剤および高たんぱく食の摂取などの状況に応じた水分管理が必要となる．

嚥下障害を認める場合は，水分には片栗粉やくず粉，市販のとろみ剤を活用して誤嚥を防ぐ．また枯渇を感じたときには市販のゼリー飲料はこまめに利用できる．

経腸栄養の水分管理は，経腸栄養剤・濃厚流動食では100%が水分ではないため，それぞれに含まれる水分量を知っておくことが必要となる．1.0 kcal/1.0 mlの標準的な製品（ラコールなど）は，約80〜85%が水分になる．また，経腸栄養時は水分として，フラッシュのときの水分，薬剤投与時の水分などがある．これらの投与量を計算したうえで，水分必要量に達するように追加水を加える．追加の水分は，栄養剤よりも水のほうが胃からの排出が早いため，栄養剤投与前に水を投与することで胃内容量が適切に保たれ，逆流や漏れを予防できる．

経腸栄養法に半固形化栄養法が普及している．胃食道逆流や漏れの防止のために半固形化栄養法を選択している場合には，追加水も半固形化したものを用いる．水分も増粘剤を用いて半固形化する，あるいはゼリー状になっている製品を用いることができる．半固形化栄養材においても，含まれている水分量が製品によって違うため，確認しておく必要がある．

3．食支援の実際

在宅では，経口摂取，経腸栄養あるいは経口摂取を行いながら経腸栄養を併用する場合もある．

個々の嚥下能力に合わせ食形態の食事，あるいは胃瘻栄養管理を求められる．病者が働き手であったり，主婦であったり，妻でもあり母親である場合もある．神経難病療養者が在宅療養を継続するために，主たる介護者がいること，および，

医療・保健・福祉の多くの支援者が必要である.

　管理栄養士が在宅支援にかかわった事例である. 病者は, 夫と 2 人暮らしの 60 歳代の女性であった. 歯科衛生士が訪問で介入した際に夫から料理の質問攻めにあい困惑し, 管理栄養士の介入を依頼した. 病者が主婦(主たる家事の担い手)であるため, 家事が苦手な夫に全介助がのしかかることになった. 進行性でありゴールが死である厳しさを家族とともに感じながら, 病者の意思を尊重した食事・栄養治療と家族のための食事提案を継続した. 家族とともに病気についてしっかりと理解し, 病気を受け入れていただき, 今後どのように食事・栄養摂取の方法を変更して生きるのか, 諦めることなく前向きな姿勢で向き合って欲しいと願いながら介入した忘れられない事例となった.

　美味しいものを食べることを諦めるのは人間にとってとても難しいことである. 在宅栄養支援において, うまく食事ができないときは食事がしやすいスプーンを使う, 普通の食事が困難なときはペースト食を摂る, 経腸栄養管理でも, 「食から得られる」目にする, 匂いを感じるなど患者の楽しみや食への思いを維持しながら, 進行する病状に寄り添う食の提案をしていきたいと思う.

文　献

1) 平野郁子ほか：神経難病患者の在宅療養を支える栄養管理について. 日難病医療ネットワーク会誌, **2**(1)：103-103, 2014.
2) 松倉時子：パーキンソン病の栄養障害の特徴とその対策. 臨栄, **119**(3)：274-278, 2011.
3) 清水俊夫ほか：筋萎縮性側索硬化症患者における必要エネルギー量の推定. 神経治療, **32**(5)：791, 2015.
4) 沖野惣一：神経変性疾患の栄養管理学的検討と NST. *IRYO*, **61**(2)：104-108, 2007.
5) 宮崎とし子ほか：神経難病患者における安静時エネルギー代謝量と脳萎縮との関連. 栄養誌, **59**(1)：27-30, 2001.
6) 清水俊夫：総論　神経難病の栄養ケア. 臨栄, **119**(3)：250-255, 2011.
7) 清水俊夫：神経難病における栄養障害と栄養管理(解説／特集). 日難病医療ネットワーク会誌, **3**(2)：28-38, 2017.
8) 日本神経学会(監), 「筋萎縮性側索硬化症診療ガイドライン」作成委員会(編)：筋萎縮性側索硬化症診療ガイドライン 2013. pp.104-105, 南江堂, 2013.
9) 日本神経治療学会治療指針作成委員会(編)：IV嚥下障害の原因疾患. 神経治療, **31**(4)：451-453, 2014.
10) 日本神経治療学会治療指針作成委員会(編)：II嚥下の診断. 神経治療, **31**(4)：441-447, 2014.
11) 江頭文江：栄養食事指導の進め方—情報収集のポイント. 臨床栄養別冊 JCN セレクト, **12**：1-13, 2016.
12) 清水敏夫：神経難病における在宅栄養管理　ALS 患者の在宅ケア・終末期ケアを中心として. 臨床神経, **53**(11)：1292-1294, 2013.
13) 金川由美子：口腔ケアの現状と問題点—在宅神経難病ケースの関わりから—. 老年歯学, **18**(1)：52-57, 2003.

MB Med Reha **No.243**：**49-58**, 2019

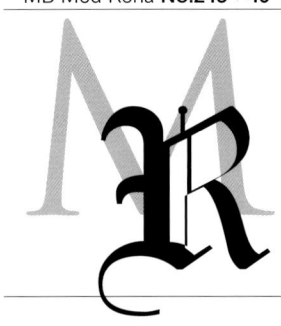

在宅神経難病患者の呼吸ケアとリハビリテーション治療

宮川哲夫[*1]　一場友実[*2]

Abstract　神経筋疾患の呼吸ケア・リハビリテーションは，生命予後を決定する重要な部分である．定期的な呼吸アセスメントに基づく，タイムリーな呼吸ケア・リハビリテーションの導入が何よりも重要である．近年の報告では，より早期からの非侵襲的陽圧換気（NPPV）や機械的咳介助機器（MI-E）の導入により，最大強制吸気量（MIC）と最大咳流量（PCF）の維持が可能で，生存率の改善が報告されている．病態の進行とともに NPPV 施行中も睡眠時呼吸障害や上気道の狭窄などを認め，微妙な設定の変更が必要になってくる．さらに呼吸不全の進行や嚥下障害の合併により気管切開下人工呼吸（TPPV）へ移行することもあり，その意思決定が重要となる．

Key words　最大強制吸気量（MIC），最大咳流量（PCF），非侵襲的陽圧換気（NPPV），機械的咳介助機器（MI-E）

はじめに

　神経難病の呼吸不全の成り立ちは，弾性組織の抵抗増加と呼吸筋力の弱さが浅く速い呼吸を招き，血中の二酸化炭素が蓄積してくる．そして深呼吸やあくびの低下により，微小な無気肺がだんだん大きくなり，胸郭の変形や結合組織が増加することにより，肺の抵抗が増し，肺胸郭コンプライアンスが減少してくる．しかし，肺胸郭の可動性を保っていれば，呼吸筋力が低下しても楽に痰が出せ，人工呼吸器を使っても肺炎になりにくい．すなわち，深呼吸をしないことで，肺胸郭を十分に伸展させないことが呼吸不全に陥る大きな原因である．

呼吸アセスメント

　神経難病の呼吸機能は，**表 1** の項目を評価し，呼吸不全の病状の進行に応じたタイムリーな医療の提供とチーム医療が重要である．

　神経筋疾患の呼吸機能の特徴は，肺活量・予備呼気量・全肺気量の低下と残気量の増加であり，座位と臥位の肺活量の差が 25％以上あれば横隔膜筋力の低下を示す．呼吸器症状では，睡眠時呼吸障害が初発であることが多い理由には，座位と比較し背臥位，さらに睡眠時に呼吸機能が低下するからである（**図 1**）[1]．神経筋疾患では，呼吸機能の低下よりも呼吸筋力の低下が早く，％VC 80％では呼吸筋力は予測値の 40％であり，吸気筋力，呼気筋力が予測の 30％以下では二酸化炭素が蓄積する．

　国際的な神経学会や呼吸器学会の呼吸機能からみた呼吸ケアのアルゴリズムは，神経筋疾患の診断がされてから 2～3 か月毎に呼吸器症状，呼吸機能，呼吸筋力，咳，血液ガス分析，睡眠時酸素飽和度の評価を 2～3 か月毎に行う必要がある（**図 2**）[2]．そして**表 2** にある項目で 1 つ以上あれば非

[*1]　Tesuo MIYAGAWA，〒 226-8555　神奈川県横浜市緑区十日市場町 1865　昭和大学大学院保健医療学研究科呼吸ケア領域，教授
[*2]　Tomomi ICHIBA，杏林大学保健学部理学療法学科，准教授

表 1. 神経難病の呼吸機能の評価

① スパイログラム(座位と背臥位の比較)
　　肺活量(VC)，% 肺活量(%VC)，努力肺活量(FVC)，一秒率(FEV₁%)，最大換気量(MVV)，分時換気量(MV)，一回換気量(TV)，呼吸数(RR)
② 最大強制吸気量(Maximum Insufflation Capacity；MIC)あるいは肺強制吸気量(Lung Insufflation Capacity；LIC)
③ 最大咳流量(Peak Cough Flow；PCF あるいは CPF)
④ 睡眠時，労作時，安静時の動脈血ガスあるいは，経皮的酸素飽和度(SpO_2)，呼気終末二酸化炭素分圧($ETCO_2$)，経皮的二酸化炭素分圧($PtcCO_2$)
⑤ 呼吸筋力
　　最大吸気圧(PImax あるいは MIP)，最大呼気圧(PEmax あるいは MEP)，sniff 鼻吸気圧(SNIP)，超音波(横隔膜厚さ・動き)
⑥ 胸郭可動域(胸郭拡張差)
⑦ 自覚症状
　　低換気，不十分な咳，全身状態の悪化の臨床兆候(労作時息切れあるいは起坐呼吸，頭痛による覚醒，日中の疲労，集中力低下，人工呼吸器の使用，二酸化炭素の蓄積，日常的呼吸器感染，不安/食欲不振など)
⑧ 嚥下機能評価
　　修正 Norris スケール球症状尺度など
⑨ ポリソムノグラフ
⑩ 疾患特異的健康関連 QOL
　　筋萎縮性側索硬化症機能評価スケール(ALSFRS-R)，筋ジストロフィー症の QOL(MDQoL-60, INQoL)，筋強直性ジストロフィー症健康指標

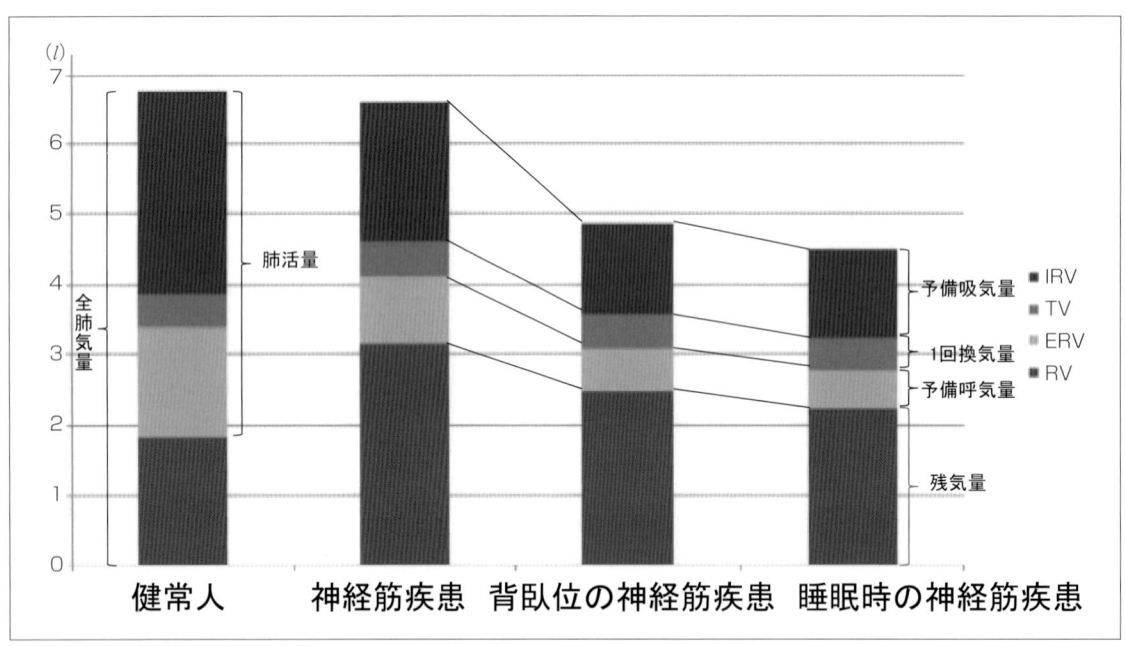

図 1. 神経筋疾患の呼吸機能の特徴
① 肺活量の低下，残気量の増加，全肺気量の低下
② 予備呼気量の低下，機能的残気量は少し低下
③ 背臥位で機能的残気量・予備呼気量・肺活量・全肺気量の低下
④ 背臥位睡眠時に機能的残気量・一回換気量さらに低下
座位と臥位の肺活量の差が 25% 以上あれば横隔膜筋力の低下

侵襲的陽圧換気(NPPV)の導入を考慮する[3].

　筋萎縮性側索硬化症(ALS)の呼吸機能に関しては，咳の胃内圧，横隔膜超音波，ガス交換，FVC，VC，MEP，MIP，SNIP，MVV，PCF，経横隔膜圧，横隔神経の相関はいずれも高く，生命予後の最も良い指標は FVC であるが，運動や顔面筋の協調が必要であり，測定困難な場合には，SNIP はフェイスマスクを用いて測定する.

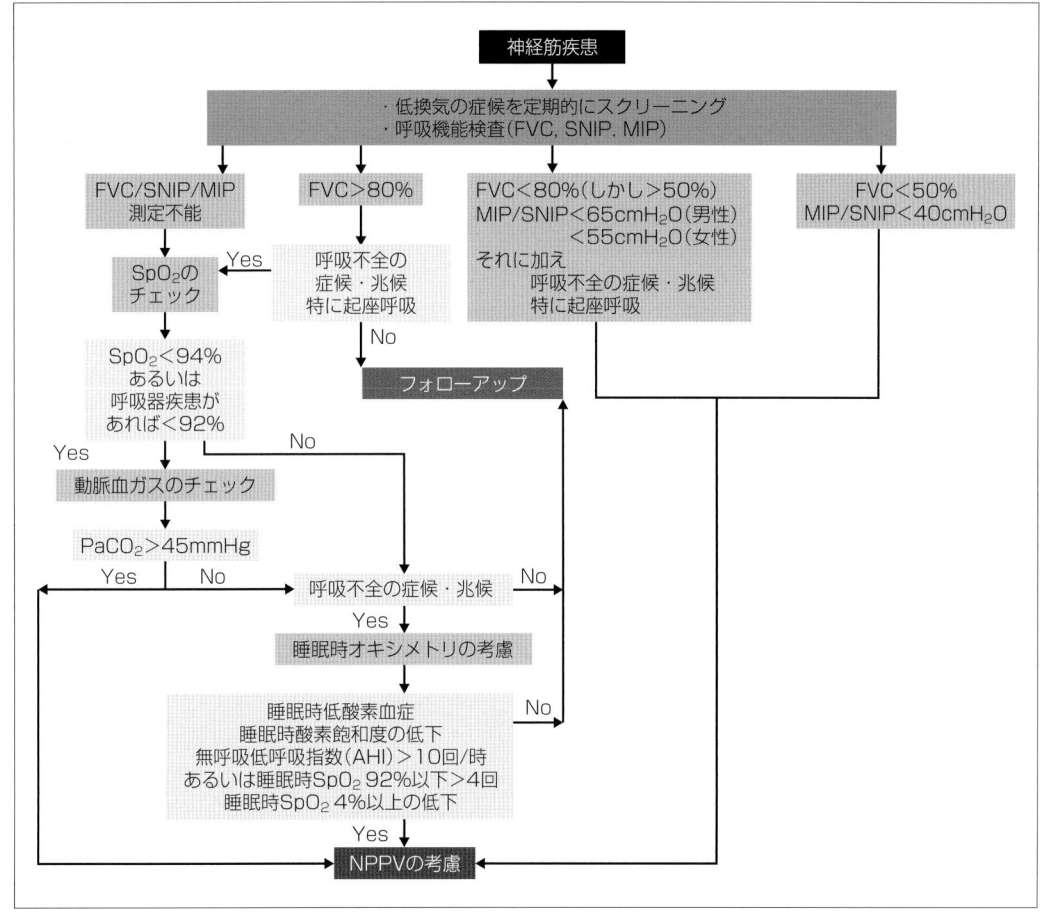

図 2．神経筋疾患の呼吸管理のアルゴリズム

・①～④のうち 1 つ以上で NPPV の適応あり
　① FVC＜50%
　　FVC＜80%で呼吸器症状あり（特に起座呼吸）
　② $PaCO_2$＞45 mmHg
　③ 睡眠時 SpO_2＜88%，5 分
　④ MIP＜60 cm H_2O
　　男性：MIP＜65 cm H_2O
　　女性：MIP＜55 cm H_2O
　　3 か月で＞10 cm H_2O 低下

・PCF の評価：
　＜270 l/分：蘇生バッグ要
　＜160 l/分：MI-E 要

いつ，どの検査が有効かは不明であるが，診断されてから 3 か月毎に FVC，VC，呼吸筋力の測定は必要である[4]．

また，呼吸機能からみた咳介助のアルゴリズムは，PCF は少なくとも痰を除去するには 160 l/分が必要で，気道感染して喀痰の粘弾性が増加した場合には 270 l/分以上を保つように，舌咽呼吸やバッグ加圧換気による MIC，機械的咳介助機器や胸郭圧迫を併用する．PCF が 350 l/分以上あれば吸気の補助は必要ないが，270 l/分以下であれば吸気の補助が必要で，160 l/分以下では吸気も呼気も補助が必要となり，120 l/分以下では機械的咳介助機器（mechanical in-exsufflation；MI-E）と胸郭圧迫が必要になる（**図 3**）[5]．

タイムリーな呼吸ケア

呼吸ケアで重要なことは，進行に伴い重症化してくるので早期からの呼吸アセスメントに基づいた予防的呼吸ケアが重要であり，① 肺胸郭の可動性を保つためのケア，② 気道クリアランスの方

表 2. NPPV の導入の基準

① VC<50%, 呼吸器症状(起坐呼吸, 高炭酸ガス血症)
② PImax<60 cmH$_2$O あるいは <80%, SNIP<40 cmH$_2$O あるいは <80%
③ PaCO$_2$>45Torr
④ 夜間肺胞低換気
　夜間 SpO$_2$<88% が 5 分間以上, 夜間 SpO$_2$<90% が全睡眠時間 >10%, 夜間 PaCO$_2$> 覚醒時より 8Torr,
　夜間 PtcCO$_2$>50Torr, 夜間 ETCO$_2$>50 mmHg, ESS>10, AHI>10

PaCO$_2$：動脈血二酸化炭素分圧
ESS：エスワープ睡眠尺度
AHI：無呼吸低呼吸指数

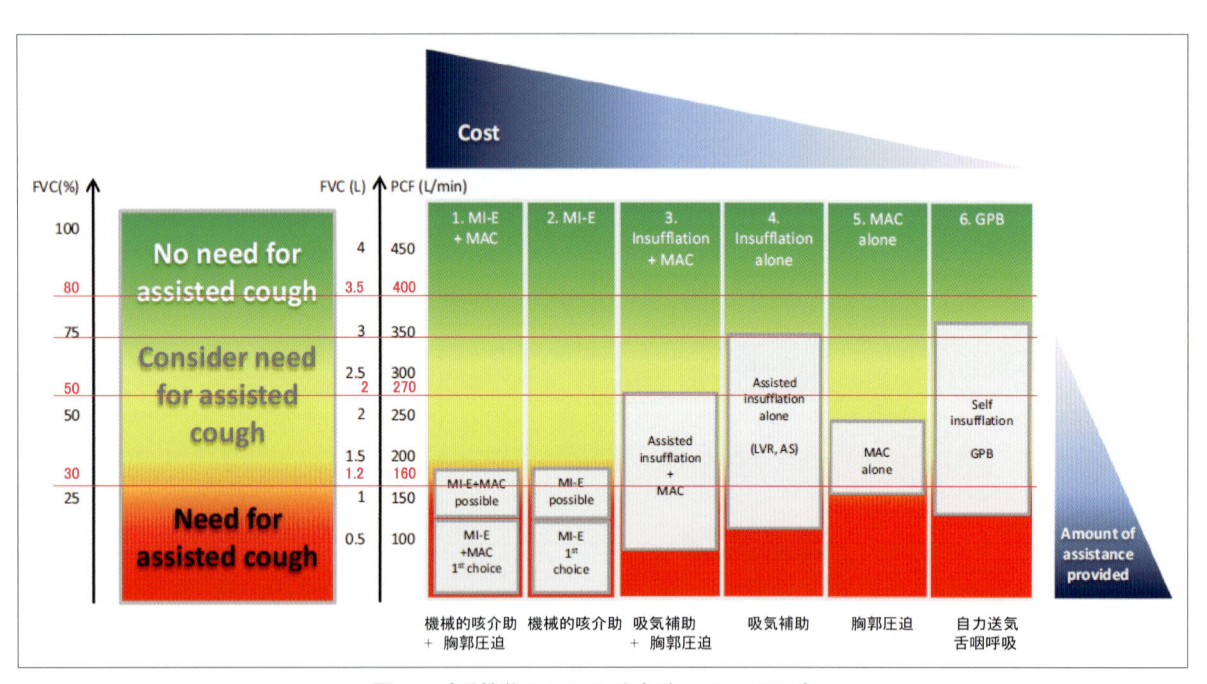

図 3. 呼吸機能からみた咳介助のアルゴリズム

（文献 5 に加変）

法：MI-E, 高頻度胸郭振動法(high frequency chest wall oscillation；HFCWO), スクイージングや bagging による体位排痰法, 持続低圧吸引など, ③呼吸筋トレーニング(早期であれば有効), ④人工呼吸器による換気補助である. このような呼吸ケアをタイムリーに行うことにより, (1)生命予後の改善, (2)健康関連 QOL の改善, (3)呼吸不全発症の遅延, (4)気道クリアランスの改善による肺感染症の減少と増悪の回避などが期待できる. 一般的に VC<50%で NPPV が推奨されている. しかし, 近年の報告では, 呼吸機能(FVC>75%であっても, 呼吸困難や夜間低換気があれば NPPV を開始すべきであるという報告もある[6].

また, FVC<75%の睡眠時呼吸障害の ALS に対し, 早期より NPPV を使用した例と使用しなかった例の比較では, 12 か月後の生存率と FVC の減少を予防可能であるとの報告している[7].

さらに, ALS 137 例を対象に FVC<65%あるいは背臥位での FVC<50%に対し, AVAPS(一回換気量を保証するため吸気気道内圧が変動する NPPV)を使用した結果, 平均生存率は発症から 31.4 か月で, 気管切開は 27.9 か月と, 発症の型にもよるが, より早期からの NPPV の導入は呼吸機能の低下, 死亡率, 気管切開の時期を遅くすることが可能である[8].

FVC<80%で NPPV を導入した晩期群 129 例と FVC≧80%で NPPV を使用した超早期導入 65 例の 3 年死亡率の比較では, 超早期導入群 35%と晩期導入群 52.7%と有意差を認め, 超早期導入群では%FVC, %MIP, %MEP の減少を抑制し, 球

麻痺および非球麻痺の気管切開を予防している[9].

また，ALS 474 例（NPPV 使用 403 例と非使用 71 例）の生存期間の比較では，NPPV 使用 21.03 か月，非使用 13.84 か月と有意差を認め，NPPV 開始時の呼吸機能による生存期間の比較では，%FVC<50%での開始は 20.3 か月，>50%は 23.60 か月，>60%は 24.10 か月，>70%は 24.13 か月，>80%は 25.36 か月，>90%は 27.70 か月と，より早期に導入した症例の生存期間が有意に長くなっている．NPPV 使用時間による生存期間の比較では，<4 時間/日は 15.07 か月，4〜8 時間/日は 21.17 か月，>8 時間/日は 23.2 か月と 1 日の使用時間の長いほうが生存期間が長い．また，NPPV と MI-E の適切な使用の生存期間は 25.75 か月，NPPV のみの使用では 15 か月であった．これらの結果より，%FVC>80%のより早期から 1 日 8 時間以上の NPPV と適切な MI-E との併用により生存期間の延長が期待できる[10].

神経筋疾患の呼吸管理の実際

まず，NPPV の導入を試みるが，神経筋疾患の呼吸管理の特徴は，high volume ventilation で一回換気量は 6〜8 ml/kg になるように圧設定か直接一回換気量の設定を行うが，実測の体重ではなく，身長から割り出した予測体重（PBW）に基づいて，下記の式を用いる．

男性：PBW(kg)＝50+0.91［身長(cm)－152.4］
女性：PBW(kg)＝45.5+0.91［身長(cm)－152.4］

この際，プラトー圧は 30 cmH$_2$O を超えないように設定する．プラトー圧は肺胞内圧に等しく，30 cmH$_2$O を超えると人工呼吸器関連肺損傷を起こしやすくなるからである．呼吸数は 12〜16 回/分で内因性 PEEP（autoPEEP）がないことを確認する．分時換気量は予測体重から割り出した値で 80〜100 ml/min/kg を目標にする．小さい一回換気量で換気し続けると肺・胸郭が硬くなるので，sigh も用いることもある．その予防には 1 日数回，関節可動域のトレーニングと同様に肺・胸郭を最大に拡張させることが重要である．呼吸器のモードは NPPV であれば S/T で，吸気気道内陽圧（IPAP）は最初 6〜8 cmH$_2$O で開始し，一回換気量を参考にして 16〜18 cmH$_2$O まで上昇させることもあるが，呼気気道内陽圧（EPAP）は 2〜4 cmH$_2$O と低めに設定する．気管切開下人工呼吸（TPPV）では自発呼吸があれば，補助呼吸（A/C）あるいはプレッシャーサポート換気（PSV）で設定し，呼気終末陽圧（PEEP）は 1〜2 cmH$_2$O と低めに設定する．圧や換気量の設定は，心拍数を指標とし日中 70 回/分，夜間 50〜60 回/分であれば適切な換気量であると判断する．しかし，至適設定を行ったとしても夜間の設定や進行してくると微調整を行わなければならなくなってくる．NPPV 中の一回換気量や分時換気量は，予測体重より割り出した換気量よりも大きい傾向であるが，TPPV では適切であった[11]との報告があるが，NPPV 中は大きめの換気量が肺・胸郭のコンプライアンスの低下の予防には適切であると思われる．トレンドデータ（ログデータ）で，気道内圧，流量，換気量の変化や SpO$_2$，脈拍数（HR），ETCO$_2$，PtcCO$_2$ の変化を見て，何が起きているかを確認し，微妙な至適設定が必要である．

神経筋疾患の睡眠時呼吸障害と上気道の狭窄

一般的に神経筋疾患は睡眠時呼吸障害を合併することが多く認められる．背臥位での睡眠時に発生しやすく，その原因には，① 上気道の虚脱や心不全，② REM 睡眠（TV に対する胸郭の動きが低下し進行すると NonREM 睡眠でも起きる），③ 呼吸筋力低下（ポリソムノグラフでは鋸歯状の酸素飽和度低下を認める），④ 気道閉塞（咽頭筋麻痺，巨大舌，球症状，低肺気量），⑤ 中枢性（心筋症，横隔膜筋力低下による呼吸中枢不安定），⑥ 夜間 NPPV のトリガー障害（中枢性睡眠呼吸障害，声門閉鎖，エアーリーク，患者-機械の非同調）などが挙げられる[1]．ポリソムノグラムの特徴と対策を**表 3**に示す[1]．

表 3. 神経筋疾患のポリソムノグラフの特徴

睡眠障害	原　因	ポリソムノグラフの特徴	解決方法
中枢性イベント	横隔膜筋力低下 REM 睡眠	胸部の動きの低下 体位の変化：弱い側を下の側臥位 REM 期に発生	呼吸数増加 IPAP と EPAP の差の増加
低換気	肺容量の低下 高炭酸ガスに対する換気応答の低下	$PaCO_2 > 55$ Torr　10 分間 $PaCO_2 > 10$ Torr の増加 > 50 Torr 鋸状の波形のない低酸素血症 REM 期に悪化	IPAP と EPAP の差の増加
閉塞性無呼吸	神経学的：咽頭低緊張，神経炎，球症状 解剖学的：巨大舌，低容量	胸腹部の奇異性シグナル いびき，流量制限，覚醒終了 鋸状の酸素飽和度の低下 仰臥位や REM 期に悪化	閉塞無呼吸に対する EPAP の増加 閉塞性低換気に対する IPAP の増加
チェーンストークス呼吸	心不全，高いループゲイン	胸腹部のシグナルが均等に低下 高い換気での覚醒 通常 REM 期には認めない 心不全では 40 秒以上のサイクル	心不全の治療順応 自動サーボ換気

表 4. 神経筋疾患の睡眠時呼吸障害の NPPV の対策

睡眠時障害	原　因	ポリソムノグラフ所見	対　策
エアーリーク	マスクフィット 気道圧	圧シグナルの低下 呼気流量の切断 吸気時間の増加 胸腹部シグナルの低下	マスクの変更 チンストラップ
不適切な呼吸	筋力低下 動的肺過膨張	高いサポート圧 ミストリガー 通常は NonREM 期	サポート圧の減少 トリガー感度の増加 EPAP の増加
オートトリガリング	エアーリーク 水貯留 心源性拍動	患者の呼吸数を超えた少なくとも 3 連続圧の送気 通常は NonREM 期：N1，N2 に起こる	マスクの調節 トリガー感度の減少 水の除去
長い吸気	エアーリーク 換気量補正	通常は NonREM 期：N3 に起こる	リークの適正化 吸気時間の短縮
中枢性無呼吸	低炭酸ガス 無呼吸 閾値より低い二酸化炭素に対する換気	流量と呼吸努力の欠如 CO_2 低下を伴う 通常 REM 期には起こらない	サポート圧の減少
声帯閉鎖	過剰な換気サポート 過換気	機械呼吸での胸腹部の拡張の低下や欠如 N2 に悪化 低 CO_2 と過換気を伴う	バックアップ呼吸数や圧の減少 EPAP の増加 鼻マスク 死腔の追加

また，NPPV 施行中の上気道の狭窄もよく認められる．ALS 179 例中 48 例（27%）に，日中の NPPV 設定が適切にもかかわらず，夜間の気道閉塞のイベントが生じた．この原因は球麻痺によるフロッピー喉頭蓋で，睡眠時あるいは自発呼吸下でも生じる[12]．その原因には 2 点ある．

1．上気道虚脱による口腔咽頭の閉塞（軟口蓋虚脱，舌基部の閉塞）

高い EPAP や IPAP，不安定な上気道（閉塞型睡眠時無呼吸，肥満による低換気症候群）上気道閉塞に対する吸気活動の増加．

2．低炭酸ガス血症に伴う間欠的声門閉鎖

吸気努力の減少か停止，過換気が原因で睡眠時

も覚醒時も起きる[13]．その対策には夜間パルスオキシメトリやポリソムノグラフで精査する必要があり，鼻マスクにより40％は改善する（チンベルトで下顎を後方に押すことで気道の前後径が減少することもある．しかし，フェイスマスクが良い場合もあるが高い圧が必要となる．また，口蓋垂口蓋咽頭形成術の適応になることもある．EPAPの圧を12 cmH$_2$O に上げていくと閉塞が認められたのは，神経筋疾患208例中12例，軟口蓋の虚脱4例，喉頭蓋の背側への動き5例，舌基部の閉塞3例であった[13]．睡眠時呼吸障害に対するNPPVの対策について**表4**に示す[1]．

NPPVから圧補正式量規定換気

通常のNPPVで一回換気量の維持が困難な場合や夜間肺低換気には，圧補正式量規定換気を用いると設定一回換気量を目標に圧が変動し換気量を維持する．その適応は，S/Tモードで治療効果が得られないとき，S/Tモードで思うようにIPAPが上げられないとき，S/Tモードで患者が不快感を訴えるとき，閉塞型睡眠時無呼吸の合併などである．しかし，人工呼吸器により，その呼び方と設定の仕方が異なるので注意が必要である．

1．AVAPS®（average volume assured pressure support）

ターゲットは分時換気量（設定は一回換気量で行う）であり，IPAPの差は1〜2分かけてゆっくり上昇・低下する．

2．TgV®（target volume）

圧の作動がbreath by breathで換気量が5％下回ればIPAPを0.5 cmH$_2$O 上昇させ，5％上回るならIPAPを0.5 cmH$_2$O 低下させる．

3．iVAPS®（intelligent volume assured pressure support）

ターゲットは解剖学的死腔を除いた「肺胞換気量」で，目標肺胞換気量を維持するようにIPAPの上下動だけでなく，バックアップ呼吸回数も変化させる（iBR）機能，自発呼吸を元に自動的に目標肺胞換気量やバックアップ呼吸数を定めることの

できる「測定モード」もある．また，舌根沈下による上気道の閉塞がある場合に自動的にEPAPを調節するauto EPAPのモードもある．

4．AVAPS-AE®（average volume assured pressure support-auto EPAP）

通常は圧の作動が1〜2分かけてゆっくりであったが，AVAPS rateとして作動スピードを調整することができるため，ほぼbreath by breathで作動する．

神経筋疾患を対象としたこのモードの比較は，ALSを対象にNPPV（271例）とVAPS（56例）にて呼吸数，一回換気量，浅く早い呼吸の指数を比較した結果，2群に症状や呼吸機能・呼吸筋力の差は認めないが，VAPSに比べ，NPPVの一回換気量は有意に低く，浅く速い呼吸であった[14]．しかし，現在のところ，治療効果がS/Tモードを上回るというデータがないこと，長期間の使用データがないこと，圧補正式量規定換気のどのモードが有効なのかの比較検討したデータがないのが現状である．このモードの問題点はリークが大きいと正常作動しないことである．

NPPVからTPPV

NPPVの使用が困難な場合はTPPVへと移行する．TPPVに移行するパラメータには[15]，① 球麻痺の進行で経口摂取が困難な場合，② 気管内の唾液の垂れ込みが多くなり，喀痰量が増加し，NPPVが24時間必要な場合，③ マスクを外すと直ちにSpO$_2$の低下，CO$_2$の蓄積，回復まで30〜60分必要な場合，④ 24時間NPPVを装着し排痰補助装置を用いてもSpO$_2$>95％，PaCO$_2$>50 mmHgの維持が困難な場合，⑤ 喀痰吸引が困難，反復性肺炎，%FVC<40％，PCF<160 l/分の場合 ⑥ 呼吸器症状，口腔内・気道内分泌物の管理が困難な場合である．TPPVでは患者・家族との十分な話し合いと同意が必要で，診断時，NPPV導入時，NPPV装着後病態進行時など，考え方が変化するのでいつでも話し合っておくべきである．

%FVC<50％・高炭酸ガス血症では経皮内視鏡

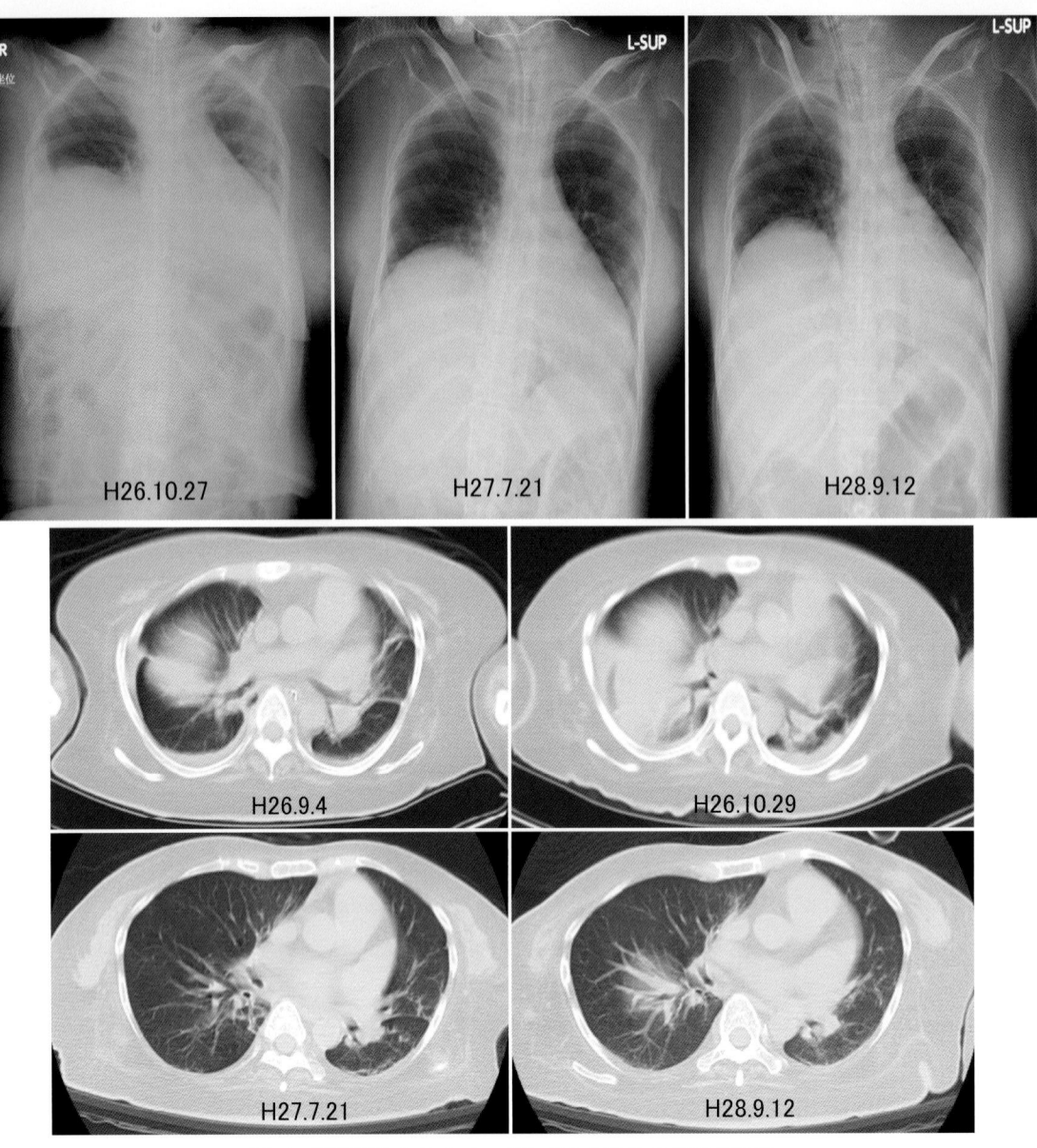

図 4. HFCWO とスクイージングと MI-E の併用の効果

$\frac{a}{b}$

非福山型先天性筋ジストロフィー，心不全　BNP：250 pg/ml　LVEF：32.8%　CTR：
58%，H26 年 8 月 13 日肺炎で入院，酸素鼻カニュラ 2 l/分，翌日から左右側臥位，スマー
トベスト 13 Hz 施行後，スクイージングと MI-E で 1 年後，2 年後良好に経過．
a：胸部 X 線の経過
b：胸部 CT の経過

的胃瘻造設術（PEG）の導入が困難で，%FVC＜
30%ではリスクが大きい[16]．PEG の適応は病前体
重＞10%の減少，BMI＜18.5 では胃瘻造設が挙げ
られ，PEG に伴うリスクには喉頭痙攣，局所感
染，PEG の失敗，呼吸停止などが挙げられる．
PEG が困難な場合は X 線透視下胃瘻造設術（RIG）
あるいは経口 X 線透視下胃瘻造設術（PIG あるい
は PRG）が行われる．

　TPPV でも至適設定は病態の進行によって変
わってくるので，タイムリーな対応が必要とされ
る．

気道クリアランス法

　肺胸郭の可動性を保つことと気道クリアランス

を保つことは，生命予後を直接左右すると言っても過言ではない．呼吸不全に陥ってもこれらが保たれていれば，肺炎にならないで生命予後が延長する．この症例はHFCWOとスクイージングとMI-Eの併用することにより長期肺炎を起こさず良好な経過を示している（**図4**）．

16例のDuchenne型筋ジストロフィー症を対象にMICを導入後平均6.1年（1.7～16.1年）の経過を追った結果，FVCは0.5～4.5%/年低下，MEPは0.9 cmH_2O/年低下，PCFも1.59 l/m/年低下しているが，MIC-FVCは0.02 l/年増加，MIPも2.5 cmH_2O/年増加していた．また，介助によるPCFもMIC導入から約8年間は160 l/分は維持可能で，肺胸郭の可動性と吸気筋力が維持できていた[17]．

気道クリアランスの生理学[18]では，① 気道クリアランスに重要な因子は換気と呼気流量の改善，排痰体位である．末梢気道からの痰の移動には，呼気流量は吸気流量よりも10%速ければクリアランスは改善し，30～60 l/分以上は必要である．② 線毛の周波数は11～13 Hz で，粘液移動は4～5 mm/分，弾性に対する粘性比と水和状態が関連し，11～13 Hz の振動で促進される．③ 深呼吸により虚脱した肺胞が拡張することをPendelluft現象といい，吸気終了時に虚脱肺胞をPendelluft流量で拡張させるには3秒間の吸気ホールドが必要である．④ 側副気道のMartin管を拡張するには17～28 cmH_2O の圧が必要である．

一方，中枢気道からの痰の移動には咳が重要であり，PCFが低下してくるとMI-Eが必要になってくる．

末梢気道からの痰の移動には，排痰体位，スクイージング，バッグ加圧換気，HFCWOなどを用い，中枢気道に移動してくるとMI-Eを用いる．MI-Eは±20 cmH_2O から開始し，±5 cmH_2O 毎に増加し通常は±30～40 cmH_2O は必要となり，±60 cmH_2O に及ぶこともある．通常は連続して3～5回行う．痰が取れにくい場合は陽圧≦陰圧とし，小児では吸気時間＞呼気時間＝2＞1，吸気陽圧＜呼気陰圧，±15～40 cmH_2O とする[19]．人工気道では高流量が必要となる．合併症の報告は少ないが，胸痛，低血圧，気胸，呑気症による嘔吐，下咽頭虚脱が挙げられ，陽圧と陰圧の差＞±40 cmH_2O 圧外傷のリスクが高くなる．特に陽圧時の声門内転，披裂喉頭蓋ひだの内転に伴う楔状結節の内旋，喉頭蓋の反転，下咽頭舌根の後方変位などを認め，陰圧時の下咽頭の狭窄も認める[20]．頸部や胸部の聴診を行い閉塞がないかを確認する必要があり，圧の微調整が必要である．我々の研究では，吸気圧よりも呼気圧（陰圧）を高く設定したほうが人工痰の移動距離が大きい．肺メカニクスの違いでは閉塞性換気障害の移動距離が小さい．吸気圧はゆっくり入れ，吸気流量と呼気流量の差が大きいと移動距離は大きいことが証明された．

無気肺がある場合には，スプリンギング，健側胸郭を固定した状態で行うバッグ加圧換気や肺内パーカッション換気（intrapulmonary percussive ventilation；IPV）が有効である．IPV は75～400 cycles/m，6.7～11.2 Hz，I：E 比 1：2.5～1.5：1 の設定で行い，より末梢気道の排痰を促進し無気肺に有効であり，＞300 cycles/m では振動効果，＜200 cycles/m では肺リクルートメント・換気の改善，高頻度・高圧では吸気時間が短い．オープン回路のほうの圧外傷が少ない[18]．

おわりに

近年，将に神経筋疾患に最適な新しい人工呼吸器 VOCSN® が開発された．それは，① V：ventilator：あらゆるモード，小児・大人，NPPV，ネーザルハイフローが可能，② O：oxygen concentrator：FIO_2 93%までパルスーズで送気され呼吸器内の酸素濃縮器では FIO_2 40%まで可能，③ C：cough assist：単一回路で外さない状態で，人工呼吸中に機械的咳介助が可能，④ S：suction：換気量・気道内圧変化なしに持続吸引可能，⑤ N：nebulizer：換気量・気道内圧変化なしに可能である．今後の臨床応用に期待される．

文 献

1) Aboussouan LS：Sleep-disordered Breathing in Neuromuscular Disease. *Am J Respir Crit Care Med*, **191**(9)：979-989, 2015.

2) 宮川哲夫, 小西かおる：神経筋疾患(成人). 塩谷隆信, 高橋仁美(編), 呼吸リハビリテーション最前線, pp. 97-106, 医歯薬出版, 2014.

3) Hilbert J：Sleep-Disordered Breathing in Neuromuscular and Chest Wall Diseases. *Clin Chest Med*, **39**：309-324, 2018.

4) Lechtzin N, et al：Respiratory measures in amyotrophic lateral sclerosis. *Amyotroph Lateral Scler Frontotemporal Degener*, **19**：321-330, 2018.

5) Toussaint M, et al：Workshop report 28th ENMC International Workshop：Airway clearance techniques in neuromuscular disorders Naarden, The Netherlands, 3-5 March, 2017. *Neuromuscul Disorders*, **28**：289-298, 2018.

6) Prell T, et al：Assessment of pulmonary function in amyotrophic lateral sclerosis：when can polygraphy help evaluate the need for non-invasive ventilation? *J Neurol Neurosurg Psychiatry*, **87**：1022-1026, 2016.

7) Carratù P, et al：Early treatment with noninvasive positive pressure ventilation prolongs survival in Amyotrophic Lateral Sclerosis patients with nocturnal respiratory insufficiency. *Orphanet J Rare Diseases*, **4**：10, 2009.

8) Elamin EM, et al：Effects of early introduction of non-invasive positive pressure ventilation based on forced vital capacity rate of change：Variation across amyotrophic lateral sclerosis clinical phenotypes. *Int J Clin Pract*, **73**：e13257, 2019.

9) Vitaccaa M, et al：Impact of an early respiratory care programme with non-invasive ventilation adaptation in patients with amyotrophic lateral sclerosis. *Euro J Neurol*, **25**：556-561, e33, 2018.

10) Khamankar N, et al：Associative increases in amyotrophic lateral sclerosis survival duration with non-invasive ventilation initiation and usage protocols. Front. *Neurol*, **9**：568, 2018.

11) Park D, et al：Different characteristics of ventilator application between tracheostomy- and non-invasive positive pressure ventilation patients with amyotrophic lateral sclerosis. *Medicine*, **96**：10(e6251), 2017.

12) Georges M, et al：Reduced survival in patients with ALSwith upper airway obstructive events on non-invasive ventilation. *J Neurol Neurosurg Psychiatry*, **87**(10)：1045-1050, 2016.

13) Catalan JS, et al：Videolaryngoscopy With Non-invasive Ventilation in Subjects With Upper-Airway Obstruction. *Respir Care*, **62**(2)：222-230, 2017.

14) Nicholson TT, et al：Respiratory pattern and tidal volumes differ for pressure support and volume-assured pressure support in amyotrophic lateral sclerosis. *Ann Am Thorac Soc*, **14**(7)：1139-1146, 2017.

15) 日本神経学会：筋萎縮性側索硬化症診療ガイドライン 2013. 南江堂, 2013.

16) Practice Parameter update：The care of the patient with amyotrophic lateral sclerosis：Drug, nutritionnal, and respiratory therapies. *Neurology*, **73**：1218-1226, 2009.

17) Katz SL, et al：Long-Term Effects of Lung Volume Recruitment on Maximal Inspiratory Capacity and Vital Capacity in Duchenne Muscular Dystrophy. *Ann Am Thorac Soc*, **13**(2)：217-222, 2016.

18) McIlwaine M, et al：Personalising airway clearance in chronic lung disease. *Eur Respir Rev*, **26**：160086, 2017.

19) Fernández-Carmona A, Olivencia-Pena N, Yuste-Ossorio ME et al：Ineffective cough and mechanical mucociliary clearance techniques. *Med Intensiva*, **42**(1)：50-59, 2018.

20) Andersen TM, et al：Laryngeal Responses to Mechanically Assisted Cough in Progressing Amyotrophic Lateral Sclerosis. *Respir Care*, **63**(5)：538-549, 2018.

MB Med Reha **No.243**：**59-65**, 2019

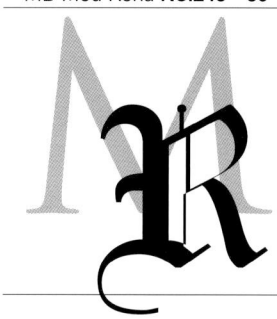

特集／神経難病を在宅でどうみるか

在宅神経難病患者の排泄管理と
リハビリテーション治療

島﨑亮司*

Abstract　神経難病では疾患特有の排泄機能異常（畜尿障害，排出障害，便秘）とともに，身体能力の低下という機能性の排泄障害を認める．特に在宅医療の適応となる患者の場合には後者の影響が強く，寝たきり状態での排泄管理が求められる．その際，重要となるのが排泄障害に対するアセスメントである．アセスメントの項目としては，① 患者ができる運動機能，姿勢保持能力，② 食事・水分量，③ 疾患特異的な排泄機能の状況（畜尿障害なのか，排出障害なのか），投薬の状況，④ 住環境，⑤ 排便のアセスメントが挙げられる．このアセスメントを実施しない中でおむつの使用，浣腸の使用を行うことは避けるべきであり，寝たきりだからおむつは仕方ない，という支援は慎むべきである．アセスメントを十分行ったうえで，本人のできる運動機能を活かした排泄方法，福祉用具の使用，薬の使用などを提案する．特に理学的対応や福祉用具の支援によりベッド上でも本人の尊厳を保った排泄管理ができる．

Key words　神経難病（intractable neurological illness），在宅医療（home based medical care），排泄障害（excretory disorder），アセスメント（assessment），福祉用具（assistive technology）

はじめに

神経難病で在宅医療を受けている患者では運動機能低下によりベッド上生活となっているケースが多い．ベッド上生活になるとこんな例に遭遇する．

1．安易なおむつや尿道留置カテーテルの使用

尿漏れがあると衣類やベッドを汚さないためにおむつを使用することが多い．適切なおむつを選ぶことがなく，なんとなく体が小さいからSサイズのおむつを使用し，量販店で市販されている尿パッドを購入する．それでも尿漏れがあると，尿パッドが1枚では不足したと考え，2枚，3枚と重ね使いをして，おむつがパンパンになっている．おむつがパンパンになるので動きづらく，また陰部の群れから皮膚炎や褥瘡を発症し，さらにケア

が必要となる．褥瘡がひどくなり，創面を清潔に保つために膀胱留置カテーテルが挿入される．

このような例では医療者は何をすべきであろうか？　褥瘡や皮膚炎に対する病気の治療だけで良いのだろうか？

2．安易な便秘薬の使用

寝たきり患者では，いきむことが難しい．そのため直腸に便が溜まっていても排出しにくく，便が出ない．これを便秘と判断し，訪問看護から「マイナス5日なので浣腸しました」という報告を受ける．

便が出たことで本人の苦痛は緩和されるのでその対応自体は間違っていないが，根本的な課題はどこにあるのだろうか？　医療者として浣腸や下剤を処方するだけで良いのだろうか？　食事や水分，姿勢保持といった他の視点を考えることを放

---

* Ryoji SHIMAZAKI，〒500-8856 岐阜県岐阜市橋本町 2-52 岐阜シティタワー43 3階　地域医療振興協会シティタワー診療所，管理者

棄していないか？

　排泄ケアは本人の尊厳を保つためにも重要な課題である．また介護者にとっても介護負担にもつながる課題である[1]．在宅療養を継続するためにも医療者が排泄トラブルに対して問題意識を持ち，上記のような対応にならないようにすることが必要である．

神経難病患者における排泄障害の特徴

　代表的な神経難病における排泄障害の特徴をまとめる．排泄障害には，排尿機能と排便機能があり，排尿機能についてはさらに，① 排出機能障害（尿が出ない，出しにくい）と，② 畜尿機能障害（尿が溜められない，頻回に出る）に分類される．排出機能障害では膀胱収縮力の障害と下部尿路閉塞の2つの病態があり，さらに鑑別が必要となる．また神経難病に共通していることとして，運動機能低下を伴うため，在宅医療ではより対応に難渋する．

1．パーキンソン病

　パーキンソン病では排尿機能障害として頻尿，尿意切迫感といった畜尿機能障害が中心となる．排尿障害の有病率は60〜70%とも報告され[2]，頻尿症状で夜間眠れないなどのQOL低下を引き起こしている．特に夜間頻尿に伴い，転倒のリスクも高まることから患者の訴えがなくとも医療者側から積極的に聞き出す工夫が求められる．

　また排便機能の低下も多いのが特徴である．パーキンソン病患者の約70%に便秘を認め[3]，時に偽性腸閉塞（麻痺性イレウス）を合併するケースもある．榊原ら[4]によると，偽性腸閉塞で緊急入院した例はパーキンソン病患者の2.4%に上ると報告されている．

2．多系統萎縮症

　多系統萎縮症では他の神経難病より自律神経症状が高頻度に認める．排泄障害も自律神経症状の1つであり，かつ起立性低血圧よりも多いとも報告されている．大林[5]によると，自覚症状はなくとも排尿機能検査の異常まで含めた場合には全例

に排尿障害を認めるとの報告もある．多系統萎縮症では排出機能障害，畜尿機能障害ともに出現しやすく，両者の合併例も多く認める．さらに病状が進行すると排出機能障害が増加し尿閉になることもある．また起立性低血圧も合併するため，排泄のため座位保持を進めたくてもできない，という特徴もある．

3．筋萎縮性側索硬化症

　かつてはCharcotが報告した通り，筋萎縮性側索硬化症には排泄障害を合併しないとされてきた．しかしこれは平均寿命が3〜5年であった時代の報告であり，長期療養例が増えるに従い，膀胱・直腸障害を認める報告が相次いでいる．神田[6]によると，閉塞症状30%，刺激症状24%，両症状を認めるのが34%と報告されている．

排泄障害のアセスメント

1．アセスメントの重要性

　神経難病にかかわらず，排泄障害に対してアセスメントを適切に行うことは支援の基本となる．排泄行為は尿意・便意を感じる場面から始まり，トイレに行く→衣類を下げる→トイレに座る→排泄を行う→トイレから立ち上がる→衣類を整える→トイレから部屋に戻る，という一連の行為が必要である．尿失禁というと，切迫性尿失禁や溢流性尿失禁といった排泄機能の場面に限定された尿失禁が話題となることが多いが，在宅医療の現場では，トイレに行きたくても行けない，認知症などでトイレがわからないことで生じる機能性尿失禁のケースが多い．

　また排泄には病気自体の特徴の他に，食事や水分量，排泄に対する本人のこだわりといった様々な面からのアセスメントも必要である（図1）[7]．これらをアセスメントするうえで排尿日誌・排便日誌が有用であり，活用が望まれる．排尿日誌では食事，水分量のほか，排泄のタイミングや1回排尿量などを把握できる．排便日誌では便性や下剤の使用方法を把握することができる．いずれにしても日誌から得られる情報は多い反面，日誌をつ

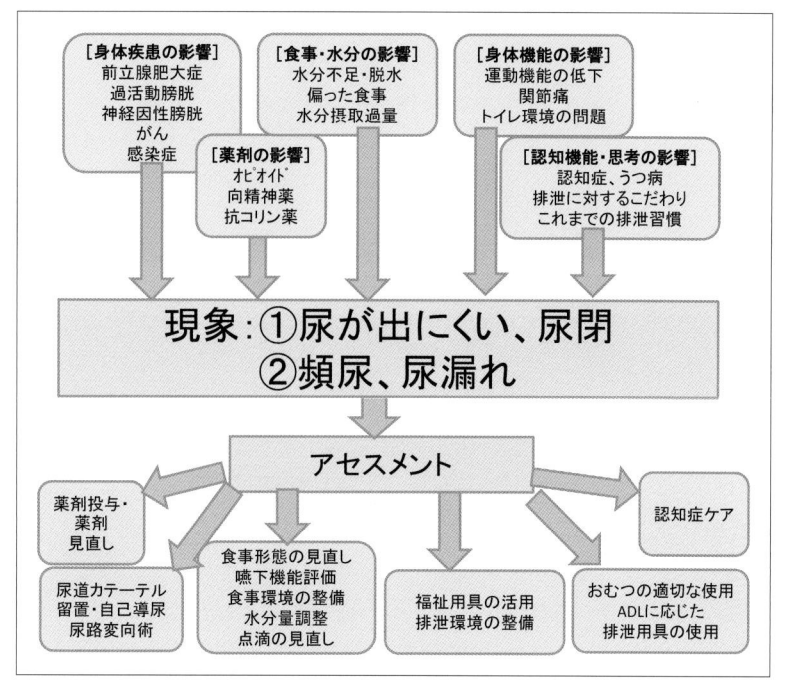

図 1. 在宅医療における尿路管理・排泄ケアの視点

（文献 7 より）

表 1. 座位で排泄する意義

排尿	排便
・いきみやすくなる	・いきみやすくなる
・膀胱内の残尿が少なくなる	・直腸-肛門角が鈍角になり便が通過しやすくなる
・重力を利用して出しやすくなる	・重力を利用して出しやすくなる

けることが負担であることは否めない．特に排尿日誌については 1 日数回〜十数回の記載が必要となるため，当院では 3 日程度の実施を依頼している．

2．アセスメントの項目

1）身体機能

四肢の運動機能の評価とともに，姿勢保持ができるか，という体幹機能評価を行う．特に後者においては，移乗，便座での姿勢保持の評価にもつながるため重要な項目である．排泄は臥位より座位のほうで行うことがより望ましい（**表 1**）．そのためにも，いかに座れるかをテーマに取り組むことが必要である．ただし多系統萎縮症を中心に，自律神経症状として起立性低血圧を生じることがあるため，座位になったときの血圧や意識レベルの評価も必要となる．

2）食事・水分

在宅医療を行っている神経難病の患者では嚥下機能が低下したケースが多い．そのため経管栄養管理を行い十分量の栄養・水分が維持されているケースと，これらの処置を行わず栄養・水分が確保できていないケースとがある．前者の場合では食事量，水分量の把握がしやすく，かつ排泄にかかわる調整がしやすい．一般的に神経難病の患者で寝たきりの状態である場合，必要カロリーは少な目で管理されることが多い（詳細は他稿を参照）．水分量については，一般的に 20〜30 ml/kg/日を目安にコントロールすることが多い．

3）泌尿器科疾患・婦人科疾患・薬

神経難病における排泄障害の特徴は先述した通りであり，さらに男性であれば前立腺肥大症，女性であれば子宮脱といった泌尿器科疾患・婦人科疾患などの鑑別も必要である．前立腺肥大症の場合では $\alpha 1$ ブロッカーが頻用されるが，起立性低血圧を誘発することもあるので注意が必要である．また過活動膀胱に対して抗コリン薬を使用す

表 2. 排泄における環境調整のポイント

ベッド用品	サイズ，高さ調整などの機能を考慮する
マットレス	サイズ，硬さ，体圧分散，通気性を考慮する
手すり，介助バー	寝返り・起居・移乗・姿勢保持など，それぞれの場面を想定する
ポータブルトイレ	材質，座面などの高さ調整機能，キャスターの有無といった機能を考慮する
移動・移乗用品	リフト，スリング，スライディングボード，スライディングシートなどがあり，褥瘡予防や介護負担軽減にも有用
部屋のレイアウト	布団→ベッドへの変更は負担軽減につながる 片麻痺や医療機器，訪問入浴の有無などを考慮する

（文献 8 より）

ることが多いが，抗コリン薬では便秘の副作用もある．これらの薬剤は寝たきり状態になる前に処方されているケースが多く，漫然と使用を継続するのではなく，残尿測定などを行い必要性を再検討する．

また神経難病に起因する神経因性膀胱による尿閉や水腎症の合併も認めることがある．神経難病の患者では筋肉量が低下しているため血清クレアチニンの値が低値となり，一見，腎障害がないように思えるが，これらの排出障害が進行すると腎後性腎不全に至るケースもあるため定期的にエコー検査が望まれる．

薬剤に対してはなるべく処方を簡素化することが排泄障害に対しては望ましい．降圧薬を中心とした生活習慣病に対する薬剤や向精神薬では排出障害・蓄尿障害を呈することがあるため，1つひとつ丁寧に内服の必要性について検討していく．

4）住環境（表2）[8]

a）ベッド・マットレス・介助バー：ベッドの位置や向きが不適切なため排泄動作ができない，というケースも見受けられる．ベッドでは3モーターになっているか，端座位ができる患者であれば足底が床に接地できる高さに調節されているか，マットレスが柔らかすぎないか，という評価が必要である．介助バーでは，座位保持しやすい位置や形状になっているか，といった評価も必要である．

b）ポータブルトイレ：神経難病患者では四肢の筋力低下を認めることが多いため，ポータブルトイレの高さを合わせることは重要な側面である．もし自力での起立が難しければ昇降機能が付属したポータブルトイレもあるため検討する価値はある．ポータブルトイレの使用を拒否する患者も多いが，そのときになぜ使用したくないのかを聞き取ることも必要である．使用したくない理由として，臭気の問題や下着を下ろした姿を見られたくない，といった尊厳にかかわる部分での理由も少なからず遭遇する．現在はこれらに対しても脱臭作用のあるポータブルトイレや，カーテンやつい立て1つで対応できることもあるため，より深いアセスメントが必要である．

c）廊下，手すり，トイレ環境：歩いてトイレに行ける場合にはトイレへの移動時に転倒しないための工夫が必要となる．廊下の段差，手すりの必要性，廊下がスムースに歩けるように整備されているか，照明がついているかといった項目をチェックする．トイレ内ではトイレ動作を行えるスペースが確保されているか，立ち上がりに必要な手すりがあるかといった視点で評価する．便座から立ち上がる際には前傾姿勢になることが必要であり，そのスペースが確保されているかもチェックしておく．もしこれらのスペースがない中で無理に立ち上がろうとした際，転倒してしまう可能性もあるため，現場を見ることが必要である．

d）リフト：寝たきり状態の場合ではリフトを使用することで移乗が患者・介護者双方に負担なく行える．排泄の場面に限らず，良い姿勢を保持するためにもリフトは必要不可欠な道具であると思われる．神経難病の患者においては首の筋力が低下していることが多く，リフト移乗の際にはネック固定が必要となる．

e）おむつ：おむつも立派な福祉用具である．おむつにも様々な種類と用途があり，適切な使用法がされているかアセスメントする．おむつには大きく分けると排泄インナーと排泄アウターがある[9]．排泄インナーとは尿パッドのことであり，尿量に応じて小から特大まである．排泄アウターはパンツ型紙おむつ，テープ止め紙おむつ，軽失禁パンツ，ホルダーパンツなどがある．基本的には排泄インナーを1枚使用し，排泄アウターが排泄インナーをしっかり固定する役割を果たす．排泄インナーが尿道口にしっかり当たっていることが必要であり，排泄アウターの固定方法，適したサイズを選ぶだけで尿漏れが改善することもある．在宅医療の現場では尿漏れがあるから，といって排泄インナーを重ね使いしている場面があるが，排泄インナーのギャザー効果を損ね漏れやすくするばかりでなく，陰部の群れを誘発し湿疹・褥瘡の発生や，姿勢保持が不安定になるなど逆効果しかない．おむつの不適切な使用による弊害を防ぐためにも医療者もおむつに対する知識が求められる．おむつの詳細については参考文献を参照してもらいたい．

5）排便のアセスメント

排便についてはさらに便性と量についてもアセスメントが必要である．排便は，「出た・出ない」という情報をもとに薬の調整を行う傾向にあるが，これだけでは不十分である．便の評価には，「消化管通過時間」と「食物繊維を中心とする食事内容」の両面のアプローチが必要である．便性についてブリストルスケールを用いて便性を評価し，消化管の通過時間を考える．もし便が柔らかいようであれば消化管通過時間が短いことが推測される[10]ため，マグネシウム製剤など緩下剤に分類される薬剤は中止が必要である．また食物繊維が食事内容に含まれていない場合には便が固まりにくくなる傾向があるため，栄養剤の種類変更も必要である．

また在宅医療を受けている神経難病患者の場合，直腸から排便をするための神経機能に障害をきたすことがあるため，直腸診や腹部診察も必要となる．

排泄障害に対するリハビリテーション治療

上記のアセスメントをもとに，在宅患者の排泄障害に対して様々な視点からアプローチしていく．

1．身体機能へのアプローチ

1）ベッド上での生活

横向きになるだけでも，ベッド上仰臥位よりいきむ姿勢がとりやすく排泄しやすくなる．またベッドをギャッジアップすることも排泄しやすい姿勢作りとなる．

差し込み尿器・便器は腰を上げられる場合でも上げられない場合でも利用できる．上肢が動く場合には採尿器，手持ち式自動吸引集尿器も活用できる[11]．

なお，おむつを使用する場合には排泄アウターとしてテープ止め紙おむつを使用することが多いが，ホルダーパンツが陰部の蒸れやインナーの安定性を保つ点，さらに本人の尊厳を保つ点でも優れている（図2）．

2）座位保持ができる場合

なるべくポータブルを利用できるように移乗動作，座位保持の訓練を行う．この際ベッド周囲の環境作り（サイドレールの向きや位置など）を行う．介護者にも重力を使った移乗方法を伝えることや，リフトの使用を進めることもリハビリテーションとして重要な役割である．

3）立位がとれる場合

トイレ動作の一連を観察し，本人にとってどの場面が障壁となっているかを判断する．パーキンソン病では，すくみ足の影響でトイレのスリッパが履けず尿失禁してしまう場合もあり，床にビニールテープを貼ることで目印となり解決することもある．トイレ動作が安全にできるように手すり，照明，衣服の着脱などにも注意を払い支援を行う．

2．食事，水分のアプローチ

経管栄養を行っている場合には目標とする栄養

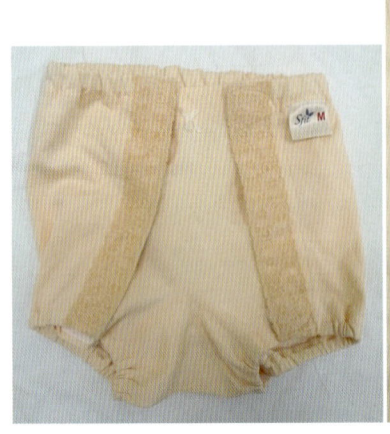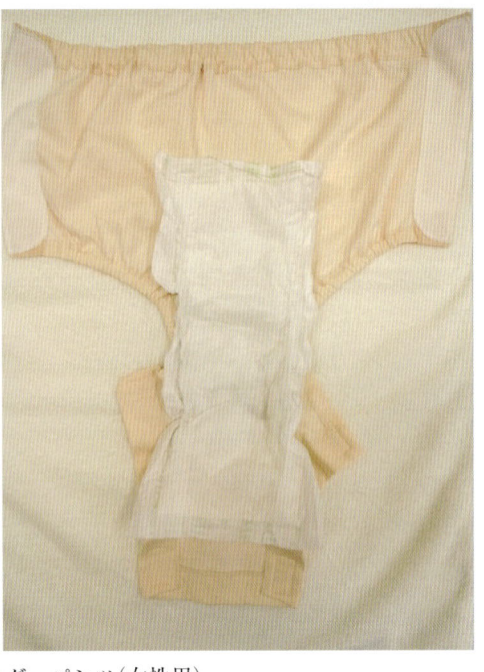

図 2. ホルダーパンツ(女性用)
ニシキ株式会社　ソ・フィットガード(女性用)

量，水分量を設定しやすい．特に胃瘻造設した場合には，ミキサー食を投与することもできる点で有用である．単一の経管栄養剤では，低ナトリウム血症やセレンなどの微量元素の欠乏も指摘されている．排泄に関しても食物繊維を摂取できるため，排便管理にも有用である．また家族と同じものを摂取できるという喜びも加わるため積極的に検討すべきと考える．

また経管栄養を行う際には，投与速度，お湯や水の混合によって便性を調整できる．下痢であった場合には，一般的に経管栄養の投与速度をゆっくりにする，お湯と混ぜる工夫が実施されている．便秘の場合には，水分量を多くする，食物繊維の入った栄養剤に変更するなども有用と判断される．

経管栄養を実施していない場合にはこれらの管理が難しくなる．前述した通り神経難病の患者では嚥下機能が低下していることが多く必要十分量の確保が難しい．その場合には介護スタッフなどと協力し，嚥下しやすい食形態・水分形態に変更し，目標量に到達しなくても安全に嚥下することを優先して取り組む．

3．疾患・薬への対応

過活動膀胱，低活動性膀胱，前立腺肥大症など排泄にかかわる疾患に対して投薬を行うことも必要である一方，薬の相互作用にも留意が必要である．これまで述べてきた通り尿漏れするから抗コリン薬で対応する，という安易な投薬は慎むべきである．

パーキンソン病では投薬により身体機能が回復することもあるため神経内科専門医との連携も必要である．入院中にパーキンソン病薬が不適切に減量や中断されるケースもあり，それにより61%で運動機能低下をきたしたという報告もある[12]．

尿道留置カテーテルは低活動性膀胱，前立腺肥大などの排出障害が著しい場合には有用な方法である．一方で尿路感染や尿道損傷の合併もあるため安易な挿入は慎むべきである[13]．感染予防という面では清潔間欠導尿の検討行うべきである．

最後に

食事や栄養については生命の維持のため必要不可欠な課題であり，様々な介入を試みられる．一方で排泄は皮膚炎など目に見える課題が浮き彫りにならない限り関心を持って取り組むことが少な

い傾向にある．しかし排泄は人の尊厳を保つための大事な課題である．おむつを当てるだけの介入しかないと思わず，アセスメントをしっかり行い，より良い生活が送られるように支援者として取り組んでいただきたい．

文 献

1) 菊池有紀ほか：在宅重症要介護高齢者の排泄介護における排尿管理の実態．川崎医療福祉学会誌，**15**：13-23，2010．
2) Zhang LM, et al：Investigation of Urination Disorder in Parkinson's disease. *Chin Med J*, **128**：2906-2912, 2015.
3) Verbaan D, et al：Patient-reported autonomic symptoms in Parkinson disease. *Neurology*, **69**：333-341, 2007.
4) 榊原隆次ほか：パーキンソン病の治療　排泄障害．日臨，**75**(1)：111-118，2017．
5) 大林正人：多系統萎縮症の排尿障害対応策．難病と在宅ケア，**15**(6)：7-10，2009．
6) 神田武政：筋萎縮性側索硬化症．排尿障害プラク

ティス，**9**(3)：21-27，2001．
7) 島﨑亮司：在宅医療こそ生きるを支える排泄ケアを．島﨑亮司ほか(編)，在宅医療の排尿管理と排泄ケア，pp.2-5，南山堂，2018．
8) 小林貴代：排泄を助ける環境作り．島﨑亮司ほか(編)，在宅医療の排尿管理と排泄ケア，pp.161-172，南山堂，2018．
9) 浜田きよ子：おむつの選び方と使い方．浜田きよ子ほか(編)，自立を促す排泄ケア・排泄用具活用術，pp.52-75，中央法規，2010．
10) O'Donnell LJ, et al：Detection of pseudodiarrhoea by simple clinical assessment of intestinal transit rate. *BMJ*, **300**：439-440, 1990.
11) 石井賢俊：自立度を高めるための排泄用具選び．石井賢俊ほか(編)，らくらく排泄ケア 改訂3版，pp.72-81，メディカ出版，2008．
12) 盛次浩司ほか：在宅ケアにおける膀胱留置カテーテルの取り扱いと尿路感染症について．勇美記念財団2010年度前期助成研究報告書，2011．
13) Gerlach OH, et al：Clinical problems in the hospitalized Parkinson's disease patient；Systematic review. *Mov Disord*, **26**(2)：197-208, 2011.

四季を楽しむ

ビジュアル 嚥下食レシピ

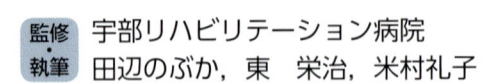

新刊

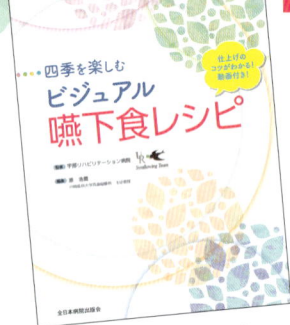

監修・執筆	宇部リハビリテーション病院 田辺のぶか，東　栄治，米村礼子

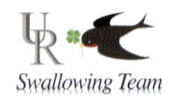
Swallowing Team

編集　原　浩貴（川崎医科大学耳鼻咽喉科　主任教授）

2019年2月発行　B5判　150頁　定価（本体価格 3,600 円＋税）

見て楽しい、食べて美味しい、四季を代表する22の嚥下食レシピを掲載！
お雑煮からバーベキュー、ビールゼリーまで、イベント食、お祝い食に大活躍！
詳細な写真付きの工程説明と、仕上げのコツがわかる動画で、作り方が見て
わかりやすく、嚥下障害の基本的知識も解説された、充実の1冊です。

食べやすさ，栄養，見た目，味を追及したレシピ！

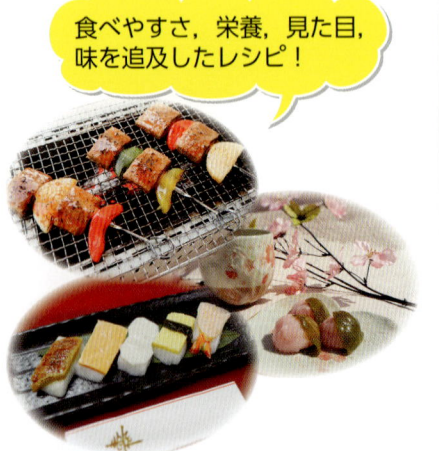

豊富な写真で工程が見てわかる！

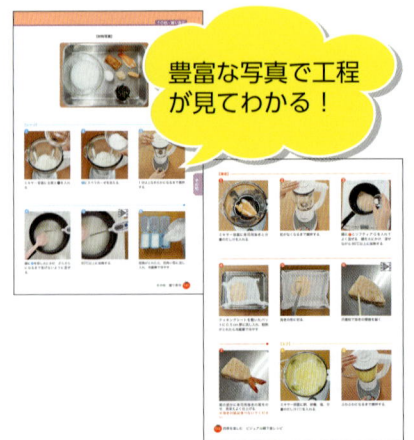

動画付きで仕上げのコツが見てわかる！

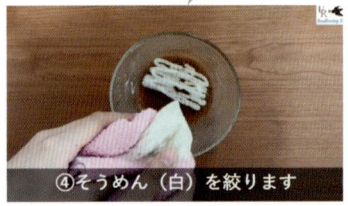

④そうめん（白）を絞ります

全日本病院出版会
〒113-0033 東京都文京区本郷 3-16-4　Tel:03-5689-5989
www.zenniti.com　　　　　　　　　　　　　　Fax:03-5689-8030

MB Med Reha **No.243**：**67-72**, 2019

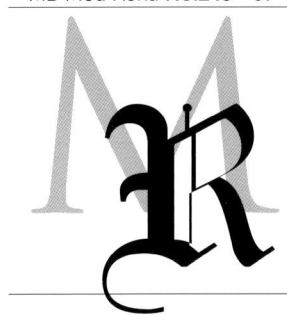

神経難病患者に対する
コミュニケーション支援

田村　学[*1]　丸山純子[*2]　星美奈子[*3]

Abstract　ALS（筋萎縮性側索硬化症）は，上位運動ニューロンと下位運動ニューロンの両方に進行性の変性を生じる病気のため，あらゆる随意筋の萎縮，筋力低下を生じ，様々な病型があるが，最終的には四肢麻痺，球麻痺を生じ，喉頭の主な機能である呼吸，発声，嚥下が障害される．本稿では喉頭の生理機能を確認し，外科的治療法として現在行われている誤嚥防止術（喉頭気管分離術，気管食道吻合術，喉頭全摘出術）について，これらの手術方法とその意義について概説する．また，コミュニケーションエードについては従来からある文字盤なども有用には違いないが，ICT を利用した種々のコミュニケーションエードも開発されてきているので，喉頭機能だけでなく，他の随意筋肉の障害の程度によってコミュニケーションエードを使い分ける必要がある．

Key words　コミュニケーションエード（communication aid），誤嚥防止術（surgery for preventing aspiration），気管切開術（tracheostomy），喉頭気管分離術（laryngo-tracheal separation），気管食道吻合術（tracheoesophageal diversion）

喉頭の構造と機能

1．喉頭の構造

喉頭は，第4〜7頸椎の高さにあり，軟骨と靱帯によって形成されている．喉頭の上縁は喉頭口で，下縁は輪状軟骨下縁である．喉頭口は，喉頭蓋上縁，披裂喉頭蓋ヒダ，披裂部，披裂間ヒダにより形成される．喉頭の内腔には仮声帯と声帯という上下2対のヒダがある．臨床的には仮声帯より上方を喉頭前庭，両側声帯の間を声門，声門の上方を声門上部，声門の下方を声門下部と呼ぶ（図1）．気管切開は声門下部に行われる．

2．喉頭の機能

喉頭の主な機能は，呼吸，発声，嚥下であり，各々について説明する．

呼吸機能：喉頭は気道において最も狭い部位であり，呼吸状態によって声門腔の広さが変化する．すなわち，吸気時には，声門は広くなり，呼気時には少し狭くなる．また，息むことにより声門を強く閉鎖して胸腔内圧，腹腔内圧を上げることができる．

発声機能：発声のメカニズムは複雑だが，基本的には声門を通過する呼気によって声帯が振動することにより発声が可能となる．呼気圧が強いと，声量が増し，喉頭調節により声帯が引き伸ばされ緊張すると高音がでる．

嚥下機能：嚥下時には喉頭挙上を生じる．すなわち，喉頭蓋を舌根部に押し付けることにより喉頭前庭が閉鎖され，声帯・仮声帯が内転して声門を閉鎖することにより誤嚥を防ぐ．

[*1] Manabu TAMURA，〒565-0862 大阪府吹田市津雲台 2-11-2　医療法人学縁会おおさか往診クリニック，理事長
[*2] Junko MARUYAMA，同クリニック，副院長
[*3] Minako HOSHI，同クリニック，副院長

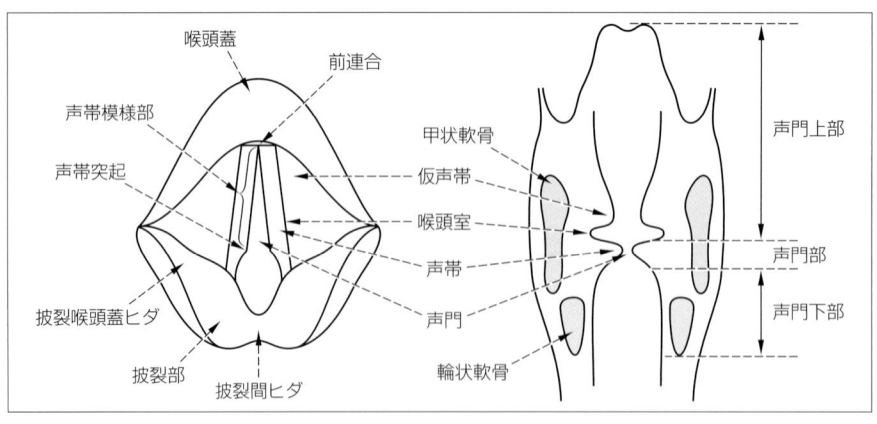

図 1. 喉頭の解剖

（文献 9 より）

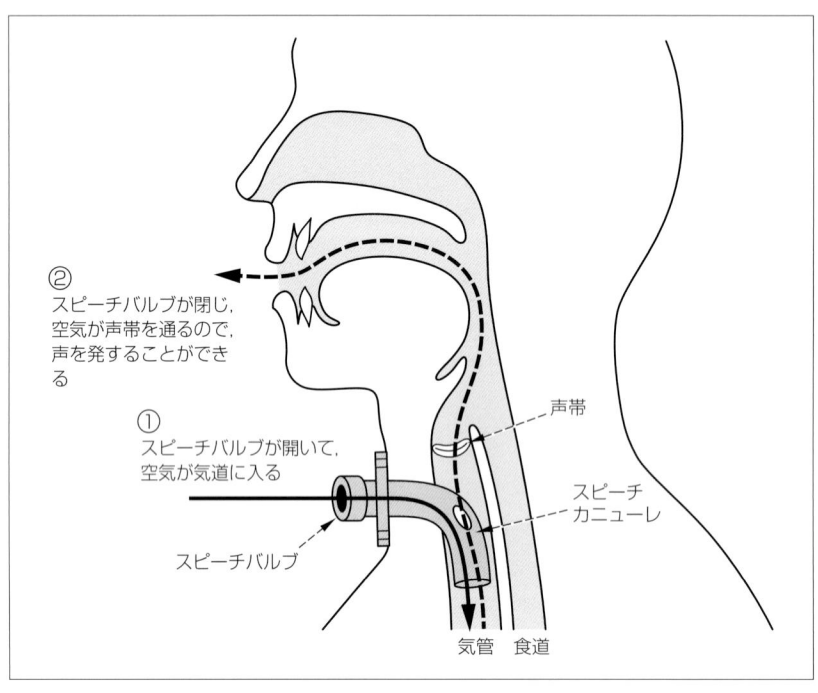

図 2. スピーチカニューレ

コミュニケーションエード

ALS（筋萎縮性側索硬化症）では運動機能，呼吸機能，嚥下機能だけでなくコミュニケーションにも障害を生じる．障害の程度，進行の速さは人によって異なるので，そのとき，その人に合ったコミュニケーションエードを用いることが肝要である．症状の軽い初期の段階から重篤な TLS（totally locked-in state：完全な閉じ込め状態）の段階に至るまで，適用を考える順番にコミュニケーションエードを列挙する．

1．スピーチカニューレ（図 2）

発声機能が保たれている場合に使用．吸気時（実線矢印）には気管カニューレから息を吸い込み，呼気時（破線矢印）には，気管カニューレのバルブが閉じ，呼気が声帯を通過し発声できる．

2．電気式人工喉頭（図 3）

発声機能が保たれている場合に使用．電気式人工喉頭を下顎に当て，電気式人工喉頭の振動を口腔内で響かせ，舌や口の動きで振動音を言葉にして発生できる．

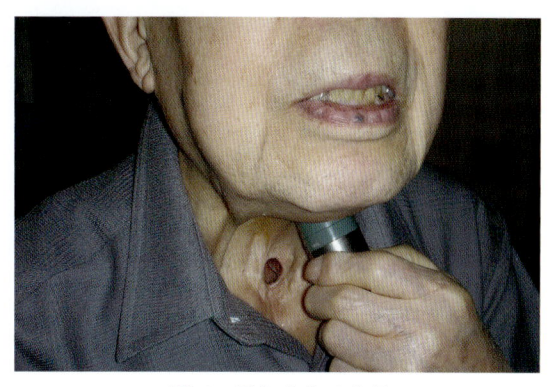

図 3. 電気式人工喉頭

3．筆　談

発声機能は低下しているが，手の動きが保たれているとき．

4．文字盤（眼球の動きが保たれているとき）

1）50音表

介護者は50音表を書いた透明の文字盤を通して，療養者の目を見て，文字盤を動かして相手の視線と自分視線が一直線上にくるようにして文字を決定する（図4-a，b）．

2）フリック式

ブロックを確定し，その後療養者の目の動きまたは，介護者が一文字ずつ指さしで文字を決定する（図4-c）．

5．ICT

手指や足指を使用しマウスをクリックすることで（図5-a），また時にはまばたきや前頭筋の小さな随意運動を感知できるセンサー（図5-b）を使用してPCやタブレットに文章を表示する．

6．意思伝達装置

TLSになっても使用できる可能性のある機器として，頭部のβ波を生体信号として電気信号に変える脳波スイッチ（テクノスジャパン）や，脳血流の増減を感知する脳血流スイッチ（日立製作所）などが開発されている．実際には，人がβ波を自在に出したり，脳血流を増減させることは本来困難なことで，修行にも匹敵する訓練が必要とのことでまだまだ問題は多い．

誤嚥防止術の意義と実際

1．誤嚥防止術の意義

ALSにおいては，病状が進行するに従い，嚥下障害と呼吸障害が出現してくるために誤嚥を生じ，窒息，肺炎を生じやすくなる．そのため誤嚥を防ぐ外科的治療法として，機能的補助的手術と

図 4.
文字盤
　a：文字盤の使用法
　b：50音表
　c：フリック式

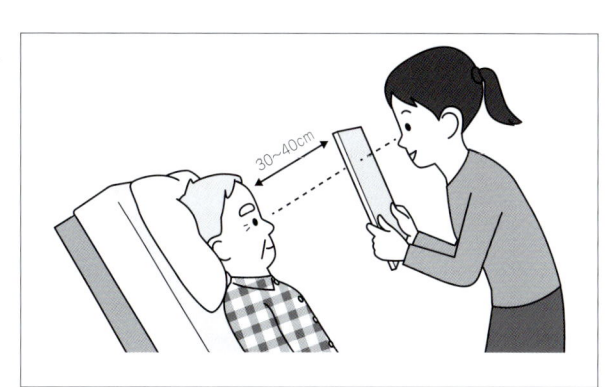

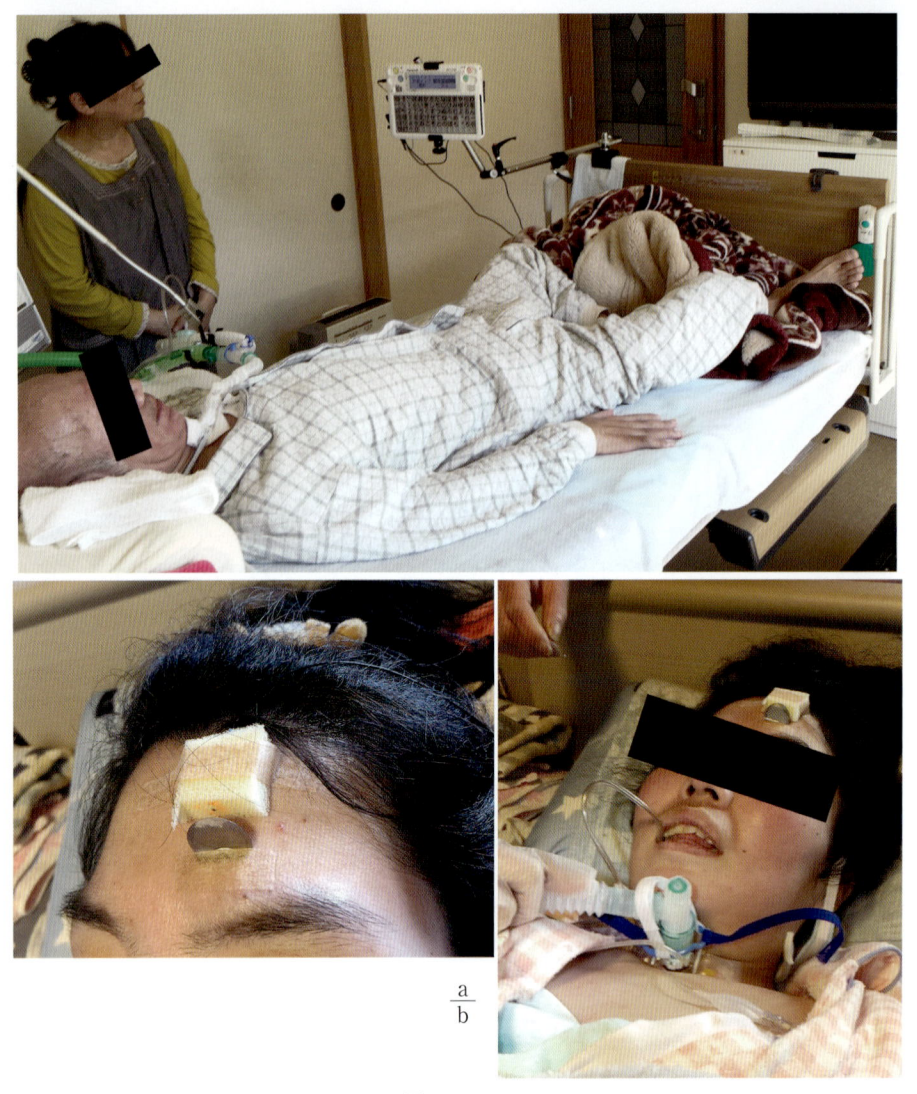

図 5. ICT
a：足指で操作
b：前頭筋の小さな随意運動を感知できるセンサー

誤嚥防止術がある（**表1**）．機能的補助的手術には輪状咽頭筋切断術や喉頭挙上術があるが，嚥下障害が次第に進行する ALS においては，一過性の効果しか期待できないため，誤嚥防止術として，喉頭気管分離術，気管食道吻合術，喉頭全摘出術が適応となることが多い．ALS 患者においては，気管切開術が一般的に普及した方法として行われることがあるが，気管切開術後には喀痰吸引を定期的に行わなければならず，多いときには数分ごとに吸引が必要となり，患者本人のみならず，その介護者である家族も疲弊してしまうことが多い．気管切開術は呼吸障害を改善するために行われるが，気管カニューレを留置することにより，嚥下機能が障害されることもある．それは，呼吸と嚥下のタイミングがずれを生じるからである．通常，嚥下時には呼吸は止まっているが，気管切開後には，嚥下時でも空気が気管孔から流入するため，呼吸と嚥下のタイミングがずれ，誤嚥しやすくなる．また，気管カニューレのために喉頭挙上が制限され，誤嚥しやすくなるとも考えられている．すなわち，誤嚥性肺炎を防止し，頻回の喀痰吸引から介護者を救うためには喉頭気管分離術，気管食道吻合術，喉頭全摘出術などの誤嚥防止術は有用となる場合がある．

表 1. 誤嚥防止術

機能的補助的手術	輪状咽頭筋切断術
	喉頭挙上術
誤嚥防止術	気管切開術
	喉頭気管分離術
	気管食道吻合術
	喉頭全摘出術

表 2. 日本耳鼻咽喉科学会　嚥下障害診療ガイド
　　ラインによる誤嚥防止手術の適応

1. 誤嚥による嚥下性肺炎の反復がある，またはその危険性が高い．
2. 嚥下機能の回復が期待できない．
3. 構音機能や発声機能がすでに高度に障害されている．
4. 発声機能の喪失に納得している．

（文献 7 より）

表 3. ALS/神経難病における誤嚥防止術の適応基準

1. 難治性の嚥下障害および誤嚥があり，保存的対処（食形態の工夫，嚥下訓練など）により十分な改善が望めない．
2. 音声言語でのコミュニケーションが困難で，回復の見込みがない．
3. 十分に説明を受け，同意が得られたもの．
4. 下記の場合
　誤嚥が著明で，誤嚥性肺炎の既往があり，今後も誤嚥性肺炎を併発する可能性が高い．
5. 下記のうち 2 つ以上を認める．
　1) 誤嚥性肺炎を併発する可能性が高い．
　2) 喀痰量が多く，頻回の喀痰吸引を必要とし，本人または介護者が疲弊している．
　3) 経口摂取を強く希望している．
　　1. 2. 3. 4 または 1. 2. 3. 5 を満たすものを適応とする．
　　ただし手術困難例は除外する．

（文献 8 より）

2．誤嚥防止術の実際

ALS 患者で誤嚥を生じる段階となり，外科的治療を行うとすると，まず気管切開術を行うことが多い．気管切開術後にはカフ付き気管カニューレを使用し，それでも誤嚥を生じる場合や誤嚥防止のための吸引が大変となる場合には，それらの改善策として喉頭気管分離術，気管食道吻合術，喉頭全摘出術の選択肢がある．古くから行われている喉頭全摘術は，喉頭を温存できないために，発声機能の回復は望めない．ALS は進行性の疾患であるとはいえ，家族としては喉頭を温存して発声機能回復の可能性が残っている喉頭気管分離術，気管食道吻合術のほうが受け入れやすいということもあるようだ[1]．誤嚥防止術の適応基準が日本耳鼻咽喉科学会（**表 2**）ならびに厚生労働省研究班（**表 3**）から示されており，手術の際にはその施行時期，適応について慎重に検討する必要がある．

1）気管切開

気管切開を行うことにより，気道分泌物の吸引が容易となるだけでなく，呼吸時の気道死腔，気道抵抗が小さくなり，呼吸障害が改善される．

なお，甲状腺峡部と気管切開部位との位置関係により，一般に以下の3つに分類される．甲状腺峡部を離断して切開を行う中気管切開，甲状腺より上部で切開を行う上気管切開，甲状腺より下部で切開を行う下気管切開である[2]．

2）気管吸引

気管吸引は，気管切開を行い，気管カニューレを使用している場合に適応となり，人工呼吸器を使用している場合は，自然呼吸とは異なるため，気管内分泌物が増え，気管吸引は必須となる．しかしながら，気管の解剖を念頭に置かずに，むやみに気管吸引を行うことは，無気肺・出血・肉芽形成の原因となるため注意が必要である．

吸引チューブを挿入しすぎて，気管分岐部に当たることを繰り返すと，出血または肉芽を形成し，気道狭窄の原因となる．さらに，気管分岐部を越えて吸引チューブを挿入した場合，多くは，右気管支に挿入することになる．それは，正中より左寄りにある心臓の上部で気管支が分岐しているために，右気管支の屈曲の度合いがなだらかとなるからだ．気管分岐部を越えて，頻回に吸引を繰り返すと，右無気肺となることがあるので注意が必要である．

3）喉頭気管分離術と気管食道吻合術

一般に気管切開術は局所麻酔下で施行されるが，気管食道吻合術，喉頭気管分離術は全身麻酔下で施行され侵襲も大きな手術となる．気管食道吻合術[3]は，口側の気管断端が食道に縫合され，口腔内の唾液，飲食物は食道へ流入する．この方法は煩雑な手技を伴うため，より簡便な方法として気管断端を縫合してしまう喉頭気管分離術[4]が開発された（**図 6**）．ALS 患者ではすでに気管切開

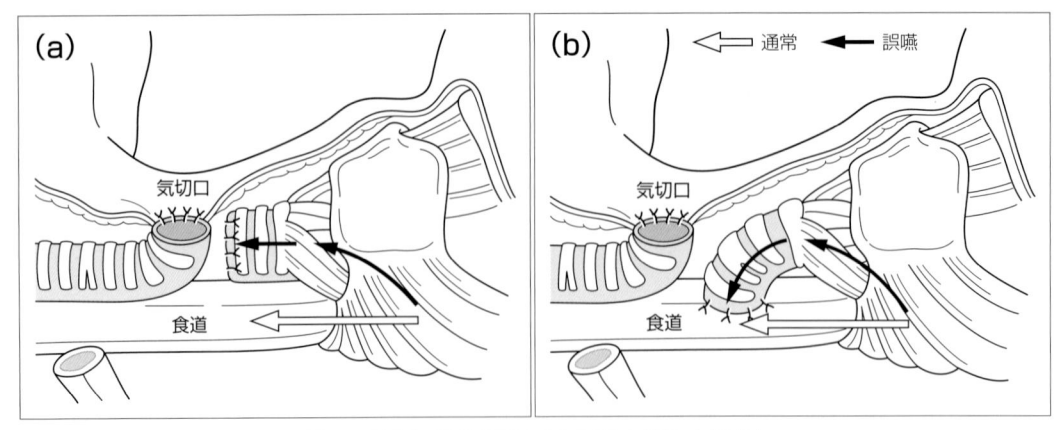

図 6. 喉頭気管分離術(a)と気管食道吻合術(b)

（文献 1 より）

術を施行している場合が多いが，喉頭気管分離術は気管切開術後で，気管断端が短く食道への吻合が難しい症例でも適している．

喉頭機能の再建(リハビリテーション)

喉頭気管分離術，気管食道吻合術はいずれも誤嚥防止が主目的であるが，意識レベルが保たれて嚥下機能が残存している場合は術後に経口摂取が可能となる例が報告されている[5)6)]．

おわりに

種々の誤嚥防止術を行うことにより，誤嚥性肺炎の発症頻度，喀痰回数も減少し，患者だけでなく介護者の QOL は改善したが，ALS は進行性疾患であり，次第に TLS に近づいていくために，患者・介護者の悩みや苦しみは尽きることはない．誤嚥防止術を行うか否か，患者・介護者が悩んでいる際には，将来起こり得る体の変化について十分に説明することが医師には求められる．

文　献

1) 箕田修治：ALS の嚥下障害対策—喉頭気管分離術/気管食道吻合術の有用性と適応基準. *Brain Nerve*, **59**(10)：1149-1154，2007.
Summary ALS の誤嚥防止術の有用性，適応基準に関する文献は少ないが，本編は大変わかりやすく説明してあり，ALS 医療のあり方を考えるうえで必読の文献.

2) 久保　武ほか：MINOR TEXTBOOK 耳鼻咽喉科学，改訂 2 版，p.201，金芳堂，2004.

3) Lindeman RC：Diverting the paralyzed larynx：a reversible procedure for intractable aspiration. *Laryngoscope*, **85**：157-180, 1975.

4) Lindeman RC, et al：Clinical experience with the tracheoesophageal anastomosis for intractable aspiration. *Ann Otol Rhinol Laryngol*, **85**：609-612, 1976.

5) 松本　秀ほか：喉頭気管分離術 26 例の検討，耳鼻臨床，**100**(10)：855-862，2007.

6) 宇野敦彦ほか：当科での誤嚥防止手術症例—その適応と術後状態の検討—. 喉頭，**29**：8-13，2017.
Summary ALS 患者 16 症例を含んだ 51 症例に施行した誤嚥防止術について耳鼻咽喉科医師の立場からの考察が大変興味深い.

7) 日本耳鼻咽喉科学会編：嚥下障害診療ガイドライン 2012 年版，金原出版，2012.

8) 箕田修治ほか：神経難病患者の嚥下障害に対する喉頭気管分離/気管食道吻合術—有用性と適応基準. 厚生労働省精神・神経研究委託費　政策医療ネットワークを基盤にした神経疾患の総合的研究班(湯浅班)平成 15-17 年度総括研究報告書，104-106，2006.

9) 喜多村　健ほか(編)：NEW 耳鼻咽喉科・頭頸部外科学，改訂第 2 版，p.202，南江堂，2007.

MB Med Reha **No.243** : **73-79**, 2019

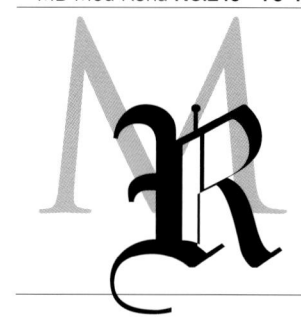

特集／神経難病を在宅でどうみるか

神経難病患者の社会参加と意思決定支援

深江久代*¹   待井三千代*²

Abstract　神経難病患者は様々な場面で意思決定を求められる．意思決定とは，その人が送りたい日常生活・社会生活を営むために発信する意思を汲み取り，その実現のために自己決定できるよう支援することである．意思決定支援のプロセスの最初は，患者本人が意志を形成することの支援であり，次に患者本人が意思を表明するための支援，最後に患者本人が意思を実現するための支援である．意思決定支援の基本と考える当たり前の生活の支援，社会参加・社会活動の支援を行っている NPO 法人静岡難病ケア市民ネットワークの取り組みとその支援をきっかけとして，現在もいきいきと社会生活を送っている共著者である人工呼吸器装着 ALS 患者の待井三千代氏の講義内容についてまとめた．神経難病患者の意思を重要視し，神経難病患者の意思に基づく当たり前の生活，社会参加の支援が在宅神経難病患者の QOL 向上のために求められていると考える．

Key words　神経難病(intractable neurological illness)，社会参加(social engagement)，生活の質(quality of life；QOL)，意思決定支援(decision-making support)

はじめに

　筆者の研究テーマの１つに「難病患者の支援のための地域ケアシステム形成の機能化の要件」がある．難病患者が地域で当たり前の生活をするための地域ケアシステムは，どのようにして形成されていくか，またどうしたら機能していくのかについて，難病患者を支援している専門職への研修や，難病患者の社会参加の支援を実際に行いながら研究を継続している．大学で卒業研究として，在宅神経難病患者や家族の支援に関するテーマを挙げる学生には，必ず在宅で生活する難病患者や家族の支援を行うボランティアの体験をしてもらっている．学生は，病院での実習で非常に悲惨な状況にあると思われた神経難病患者や家族が，ボランティア体験の中で，いきいきとした笑顔を見せたり，周囲と積極的にかかわる様子を垣間見て，なぜこのようになれたのか疑問を感じ，研究をスタートさせている．

　私たちが当たり前に行っている社会活動や社会参加は，難病患者や家族にとって当たり前ではなく，社会参加できることで，QOL の向上となり前向きに生きていく足がかりになるということを ALS 当事者の視点から解説する．

神経難病患者における意思決定支援

　神経難病患者・家族は様々な場面で意思決定を求められる．体調不良を感じてどこに受診するのか，診断名に納得できない場合，どうするのか，セカンドオピニオンとしてどこを選択するのか，治験などを積極的に受けていくのか，治療方法がない病気と知って誰に打ち明けるのか，仕事は続

*¹ Hisayo FUKAE, 〒 422-8021 静岡県静岡市駿河区小鹿 2-2-1　静岡県立大学看護学部看護学科(公衆衛生看護学)，教授
*² Michiyo MACHII, ALS 患者

けるのか，いつやめるべきか，どこで療養生活を
していくのか，誰に介護を求めるのか，どのよう
に生きていくのか，かかりつけ医を誰にするの
か，在宅サービスは何を使うのか，誰に相談する
のか，構音障害が生じたらコミュニケーション手
段はどうするのか，胃瘻は造設するのか，人工呼
吸器は選択するのか，人工呼吸器を装着してどの
ように生きていくのかなど，数多くある．

神経難病患者の診断から終末期まで，病気の進
行とともに様々な場面で求められる意思決定の支
援を，医療にかかわる者としてどのようにするべ
きであろうか．厚生労働省から出されている「認
知症の人の日常生活・社会生活における意思決定
支援ガイドライン」[1]には，意思決定支援の定義と
して「その人の能力を最大限活かして，日常生活
や社会生活に関して自らの意思に基づいた生活を
送ることができるようにするために行う，意思決
定支援者による本人支援をいう．」と明記されてい
る．つまりその人が送りたい日常生活・社会生活
を営むために発信する意思を汲み取り，その実現
のために自己決定できるよう支援することといえ
る．

意思決定支援のプロセスの最初は，本人が意思
を形成することの支援である．治療方法がない，
あるいは予後不良と診断された患者本人にどのよ
うな生活を送りたい尋ねても，答えられる者は
少ないと思われる．何もかも諦め，生きていても
しょうがないという訴えから，医療者は何かをし
たいというわずかな気持ちを汲み取り，その気持
ちを持つことの重要性を伝えていくことが必要と
考える．

次に本人が意思を表明することの支援が求めら
れる．難病患者本人，とりわけ人工呼吸器を装着
しているなどの神経難病患者は，何かをしたいと
思っても，それは叶わない夢と諦めて表明しない
でいる場合が多いと考える．神経難病患者本人が
意思を表明しにくくなっている要因としては，か
かわる者の態度，人的，物的環境の問題が挙げら
れる．叶わない夢であっても，患者本人が意思を

表明できる関係性，環境が求められている．

最後に本人が意思を実現するための支援であ
る．神経難病患者本人から新たなことを希望され
ても，今まで実現されていないことは，医療者の
リスク重視の考えから希望に沿えないことが多々
ある．本人が望むことは，医学的根拠を持って，
本当に実現不可能なのか，可能になる方法はない
のか，検討をしていくことが必要である．自発的
に形成され，表明された意思を，本人の能力を最
大限活用したうえで，利用可能なあらゆる社会資
源を用いて，実現を目指すことが必要である．

神経難病患者が行う意思決定として，人工呼吸
器の装着の有無など，自分自身の予後にかかわる
重大なものがあるが，どのような選択をしても尊
重されなければならない．しかし，病気を告知さ
れた後に，自分の意思を持つことを諦め，芽生え
た意思を封じ込めていた患者に，自分の予後に関
する意思決定を求めても選択が難しいと考える．
また選択した場合もそれが本当の患者の真意なの
か，疑問に感じる．日常から自分の意思を持ち，
表明し，実現している患者の場合には，医療者は
納得して患者の選択を尊重することができる．患
者が自分の意思を持ち，表明し，実現していくセ
ルフケア能力向上には，当たり前の生活の支援が
重要である．患者自身が「当たり前の生活を望ん
で良いのだ！」と実感することで，自己決定の意
思を形成し，表明し，実現に向けて持っている自
分の力を最大限発揮することが可能となる．当た
り前の生活に向けての支援の実践こそが神経難病
患者にとっての意思決定支援の基本であり，QOL
向上につながると考える．

在宅における支援の実際
―NPO法人静岡難病ケア市民
ネットワークの取り組み―

在宅難病患者の当たり前の生活の支援を目指す
NPO法人静岡難病ケア市民ネットワークについ
て紹介する．

2000年頃，静岡では難病患者の抱える困難の改

表 1. 静岡難病ケア市民ネットワークの理念目標

①難病医療・保健・福祉などの関係者が協働して，難病
　患者・家族の医療・療養環境や生活の質の向上をはか
　る．
②難病ケアシステムの構築・運営・支援と関係者のネッ
　トワークを作る．
③難病患者の抱える諸問題や難病施策について，市民の
　理解を広げる．
④難病医療・ケア向上などの活動を通じて，住みやすい
　町づくりを目指す．

善として，患者会において社会的支援を求める動きが活発化し，難病についての勉強会を開始した．この勉強会に参加していた有志の中で，現在困っている在宅の難病患者・家族の支援を実践したいという声が高まり，その声を受けて医師・看護師・保健師・ケアマネジャー・難病患者の看取りを行った家族などが中心となって，在宅難病患者・家族の困難さや療養を支える団体として 2003 年に NPO 法人として立ち上げた．

2018 年度は正会員（患者も含めて）16 人，賛助会員 31 人，団体会員 6 団体となっている．理念目標は，**表 1** の通りである．中心的な活動として，患者・家族のセルフケア能力向上を目指して，家族だけでは限界のある難病患者の社会参加のための外出支援を継続して実施している．患者・家族だけでは外出困難な難病患者に「サッカーの観戦をしたい」「温泉に入りたい」「人気のイベントに行ってみたい」などの夢や希望を叶えるための支援を行い，実現に向けた経験を通じて生きる力やセルフケア力に働きかけている（**表 2**）．また，集団参加事業を企画・実施し，外出意欲や社会参加意欲に働きかけている．「社会活動に参加したい」「観光に出かけたい」など当たり前の生活の支援をす

る中で，患者や家族の意欲に働きかけ，生きる力やセルフケア力を高める活動となっていると考えている．

また，難病患者・家族の方の生の声を大切にした，支援するスタッフのための懇話会（研修会）を年 6 回程度実施している．2018 年度に実施した懇話会のテーマは**表 3** の通りである．その他，看護・医療・福祉系の専門学校や大学への講師派遣，相談活動を実施している．

2014 年度には，難病 Cafe ソワニエを相談活動の拠点として開設した．ソワニエの活用は大変盛況で，利用者延べ人数は，月平均 230 人とたくさんの難病患者，家族，難病患者にかかわるスタッフなどが来所している．ソワニエでは，傾聴や相談として 2 時間近く話し込んでいく患者もおり，"相談室"としての役割が大きいと感じている．また，ALS，パーキンソン病，多発性硬化症などの

表 2. 静岡難病ケア市民ネットワークの 2018 年度の社会参加支援

難病患者の希望と支援内容	疾患名	実施日
様々な撮影をして趣味の写真の上達をしたい．航空祭での撮影支援	パーキンソン病	2018.5.20
交流会を手伝ってほしい．患者会総会に参加したい．ALS 交流会参加支援	筋萎縮性側索硬化症	2018.5.12, 6.3 12.9, 2019.1.12
VB4(ダンス)ライブに行きたい．外出支援	多発性硬化症	2018.7.29
難病患者家族ハロウィンパーティ，集団参加事業	遠位型ミオパチー 他	2018.10.13
大道芸ワールドカップ研修会講師支援	多発性硬化症	2018.10.14
母校の学園祭に行きたい．外出支援	多発性硬化症	2018.10.27
医療講演会の開催支援	多発性硬化症	2018.11.18
温泉に入りたい．ボランティア育成を兼ねた難病患者さん 1 泊旅行	筋萎縮性側索硬化症	2018.11.24, 25
ラーメンを食べに行きたい．外出支援	筋萎縮性側索硬化症	2019.1.26
難病患者家族ボウリング大会，集団参加事業	進行性骨化性線維異形成症 他	2019.2.16
難病患者家族お花見交流会，集団参加事業	筋ジストロフィー 他	2019.4.7

表 3. 静岡難病ケア市民ネットワークの 2018 年度の懇話会(研修会)

懇話会　内容	実施日
脳深部刺激療法を受けたパーキンソン病患者さんからの報告	2018.6.9
小児疾患(ムコ多糖症)ご家族からの報告	2018.7.10
難病患者の災害対策Ⅳ	2018.9.11
難病患者の口腔ケア	2018.10.9
難病患者の呼吸器ケアⅡ	2018.11.13
神経難病の在宅リハビリテーション	2019.2.12

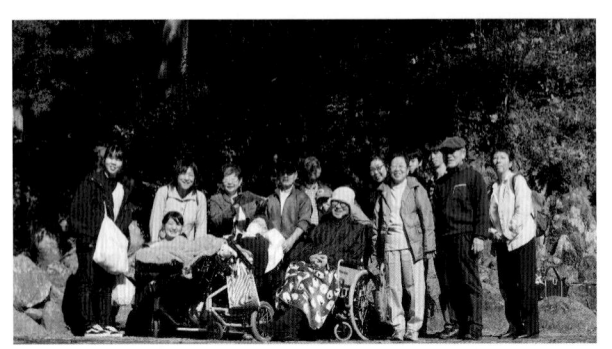

図 1. 待井氏と一緒に 1 泊旅行を楽しんだ静岡難病ケア市民ネットワークのメンバー

患者交流会の場としても活用されている.

希望を失わないで生きている ALS 患者の紹介

　今から紹介する共著者である待井三千代氏と静岡難病ケア市民ネットワークとのかかわりのきっかけは,2005 年 10 月の静岡新聞「夫婦難病 ALS と闘う」という記事であった. その記事には「子どものいない待井夫婦にとっての楽しみであった西伊豆の夕日をもう二度と見ることは叶わない.」と書かれていた. この新聞を見て静岡難病ケア市民ネットワークのスタッフは待井氏に西伊豆の夕日をもう一度見せたい. この夢を実現させたいと考えた. 待井氏本人・家族と話し合い, あきらめないで実現に向けて, まずベッドから離れることを提案した. 次にかかりつけ医の許可を得て, 外出, 車に乗る, ドライブをする, と一つひとつ段階を踏み, 西伊豆 1 泊旅行の綿密な準備を実施し, 奔走して実現させた.

　2018 年 11 月には待井氏を講師として, ボランティア育成のための 1 泊旅行を行った(図 1). 以下は, そのときの講義内容である.

希望を失わないで生きている ALS 当事者からの発信 「私らしく ALS」

　私が体の異常に気が付いたのは, ちょうど59歳になった頃の平成 13(2001)年 3 月であった. 飲み込みがおかしい, 首がおかしい, 手が上がらない, まるで, 魔法使いの魔法にかかったように思えた. これが, 恐ろしい病の前兆とは, 夢にも思わなかった.

　その年の暮れ, 世間ではクリスマス, お正月の支度で浮かれているとき, 私と夫, 兄の 3 人は, A 総合病院の病棟の一室で, 先生より病気の説明を受けた. 結果は最悪なものだった. 10 万人に 2 人か 3 人しか罹患しない ALS(筋萎縮症側策硬化症)という難病で, 治療法がないと告げられた. 私は頭の中が真っ白になり, 先生が何を言っているのかわからず, 他人事のように聞こえていた. 本当に恐ろしい病だと感じたのは, 退院してから本で調べたときであった. 読めば読むほどおぞましく, 3〜5 年で死に至ると書いてあった.

　「死にたい!今すぐ死にたい!」

　毎日, 毎晩, 自殺の方法ばかりを考えていた. このときの私は, 夫に苦労を掛けたくないため, 呼吸器は絶対に付けたくないと心に決めていた.

　死ぬこともできないうちに, 病気は否応なく進行し, 手はわずかに動く程度, 歩くこともやっと, 言葉もままならなくなってきた. 発症から 4 年半の 9 月に, 肺に水が溜まり入院したが, この入院が生死を分けることになった.

　夫と話をしているとき, 突然気を失った. 気が付いたときには, 口の中に配電盤が詰められていた. 夫の話によると, 私は植物状態になる寸前に

助けられたそうだ. 前日までに死ぬことばかりを考えていた日々だったのに, 今度は生きる術を考えなければならなくなった.

呼吸器を付けて40日目の10月30日, 先生がおっしゃったこと.

「生きていれば, 良いこともありますよ.」

その言葉を胸に, 私は退院した. 第二の人生の始まりとなった.

幸か不幸か, 生きる道を与えられた以上は, 生きていて良かったと思える生き方をしなければ, 意味がないと思うようになっていた. 幸いにも静岡難病ケア市民ネットワークと牧之原で介護施設を運営なさっているBさんとの出会いがあり, 西伊豆旅行に誘っていただいた. 皆さんのご協力のもと, 旅行へ出掛けることができ, 感動の第一歩を踏み出すこととなった. 呼吸器装着から1年目のことで, この旅行が自信となり, 交流会にも参加するようになった. 仲間もたくさんできて, 楽しみも増えた.

呼吸器を付けた生活にようやく慣れた頃, 私は考えた.

「一度失った命, ただ生きているだけでなく, 何か人が喜ぶこと, 人の役に立てることがしたい!」

この頃から看護学生さんたちに「一(いち)ALS患者の生き方」として, 話しを聞いてもらうようになった. 看護学生さんたちは, 初めて目にしたであろうALS患者の話に涙を流し, 私の拙い話に耳を傾けてくれた. 文字盤や「伝の心」(意思伝達装置)にも興味を持ってくれて, 学生さん同士で読み合ったりする体験をして, 学生さんたちにとっても, 私にとっても, 貴重な時間を過ごすことができたと思っている.

近隣にある看護学校へ国家試験を受ける受験生の激励に行くことを思いついた. 自宅からヘルパーさんに車椅子を押してもらい, 毎年激励に出掛けている. 手土産は, 全員合格を願ってキットカット, 今年で10年経ったが, この間, 全員合格を貫いて学生さんたちからはもちろん, 先生方からも喜ばれている. 自称, 合格の女神気分だ(笑).

また, 保健所からの在宅看護の実習生を受け入れて6年になる. これらは, 私が元気でいる限り, 続けていきたいと思っている.

今, 私は週1回の外出と, 月1回のALS交流会への参加, 最大のイベントでもある年1回の1泊旅行で人生を満喫している. 用事があれば, それ以外でも外出をしている. 週1回の外出では, 四季折々の景色を楽しみ, スーパーや量販店で主婦感を味わい, 銀行にも行き, 自分のお財布はがっちり握っている. 会話も文字盤で事欠かないので, 私はふと, 病気を忘れるときがある. それは, ヘルパーさんが私の手となり足となって, 私に不自由をさせないお陰で, 人並みに近い暮らしができているからと思っている. 頼もしいヘルパーさんたちである. 旅行もたった1回だけと思われるかもしれないが, 中身の濃さは何回分にも匹敵するくらいである. Bさんが, ツアーコンダクター顔負けのサービス精神を発揮して, 私たちを飽きさせない. 私にはそれが, 豪華なごちそうなのである.

月1回のALS交流会は, 参加してから10年が過ぎた. その間に顔ぶれが変わってしまったことは, 悲しいことでもある. 交流会は同じ病を背負った仲間同士なので, 顔を合わせるだけで癒されると感じている.

以前私たちのALS交流会でハンドベルを演奏した. 私の体は, 右手の親指がわずかに動くだけで, ベルを鳴らすなんて想像もできなかった. それでも, ベルを鳴らせる道具を作ってくれた人がいた. 練習の初日, わずかに動く右手の親指に付けたピエゾセンサーを, その道具につなげると, なんとベルを鳴らすことができたのである. その音を聞いて, 大歓声が上がり, 私は感動で涙が止まらなかった. その後は, 音楽療法士さんたちの協力を得て, 皆の心を一つにして演奏を楽しんだ. 皆さんの協力のお陰でできたことと感じている.

私の身に, とんでもないことが起こった. 胃瘻交換とレスパイトを兼ねて, 4泊5日の予定で入院をしたときのことである. 2日目の宵の口, 看

護師に吸引を頼み，吸引が終わってカニューレに呼吸回路をつなげてもらっても，空気が来ない．私は慌ててパソコンに「回路がおかしい，見て！」と書いて，必死に音声で知らせ続けた．看護師は横にいるのに気付いてもらえず，アラームが鳴っても消してしまう．私は必死で訴え続けた．どのくらい経ったのか，気が付いたときは，先生がアンビューを揉んでいた．周りには大勢の看護師が，私の顔を覗いていた．私は死人同然で三途の川を渡っていた状態となっていたそうである．原因は，私が指摘した通り回路外れであった．せっかく授けて頂いた命を，回路外れなんてミスで，殺されてたまるものかと怒りが湧いてきた．なんと驚くなかれ，その夜も同じミスを繰り返した．私の中で，病院は安全なところではないという認識に変わった．

ALSになって16年余り，呼吸器装着で諦めていた命を授かってから，12年が経った．呼吸器にもすっかり慣れ，喜びも楽しみも悲しみも味わってきた．また，ALSにならなかったらできなかった貴重な体験も，数えきれないほど経験してきた．皆さんの温かいお気持ちも，たくさん頂いた．病気での事故以来，死と隣り合わせにいることに気付き，これまで以上に一日一日を大切に過ごし，人とのふれあいを大事に生きていこうと思っている．

そのふれあいの中に，一人暮らしをしているALS患者のYさんがいる．多くのALS患者さんたちが命を諦めている中で，Yさんは，

「生きる！生きたい！」

と決断されていた．これからの課題を考えれば，相当な葛藤があったと思う．私たちには，励ますことしかできない．気丈に振る舞っていたYさんも，誤嚥のために入院，気管切開と咽頭分離の手術を受けた．術後5日目あたりから楽になってきたようで，「今日は水を飲んだ，明日はコーヒーを飲める，嬉しいです！」「重湯から三部粥になった，嬉しいです！」日々来るメールには，必ず「嬉しい！」の言葉が書かれている．10日目には呼吸

器も外れ，リハビリテーションも順調に進み，在宅を目指して頑張っている．仲間のつらい別れはしたくない．

私の体も，病気が日々進行しているのがわかる．iPS細胞が一日も早く実現することを祈っている．

待井氏とのかかわりにおける意思決定支援

静岡難病ケア市民ネットワークが待井氏に行った西伊豆旅行は，待井氏の意思を形成する支援になったと考える．ベッドで一生を過ごすしかないとあきらめていた待井氏をリクライニングの車椅子に乗せ，外に連れ出すことで，待井氏は，こんなことができるという驚きとともに，自分にも何かできるかもしれないという希望の芽を感じたと思われる．これは待井氏の意思形成の働きかけになったと考える．静岡難病ケア市民ネットワークのスタッフは，待井氏との良い関係を作ることを心掛け，不安なことはないか聞き，一つひとつ不安の解消に努め，信頼してもらえるように働きかけた．そして常に待井氏に「何かやりたいことはない？」と問いかけをした．意思が表明できる関係性と環境を構築し，意思を表明する支援に心掛けていったと言える．さらに待井氏とYさんのかかわりから，同じ病気を持つ患者同士の交流や患者会は，患者の意志の形成や表明に大きく影響していることが読み取れる．西伊豆旅行でも待井氏の「仲間と会いたい」と言う希望を汲み取り，急遽旅行の行程にALS患者交流会を開くことを患者会に提案した．患者会は待井氏がここまで来てくれるなら是非行いたいと提案に賛同していただき，参加できる患者，家族への連絡や，会場確保を行い，交流会を実現してくれた．つまり意思を実現するための支援となったと考える．

西伊豆旅行終了後に待井氏から届いたはがきには次のように書かれていた．

この旅で私の第二の人生が始まったといっても過言ではありません．

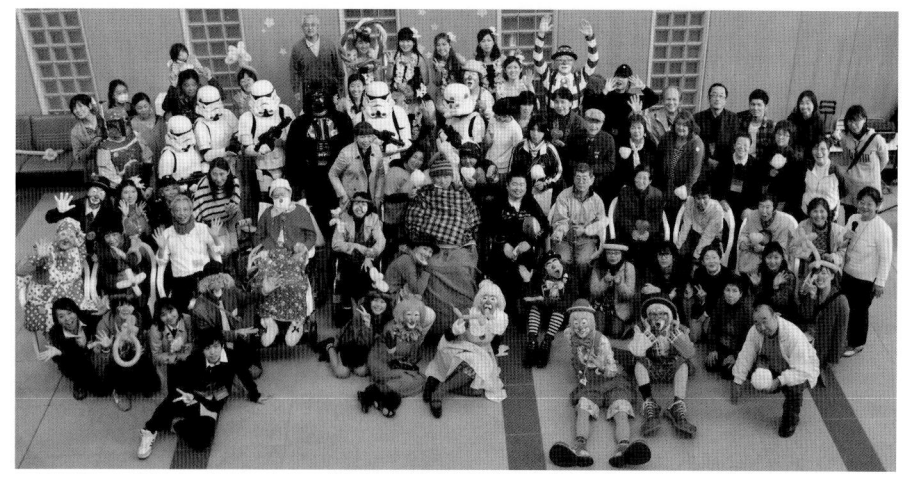

図 2. 多くのボランティアが参加する難病患者・家族お花見交流会

真っ赤に染まり沈みゆく太陽に，これまでにない感動を味わい，「生きていて良かった」と叫びたい気持ちでした．

ALS 患者になってしまったことは残念なことですが，周りには心温かな方ばかりで，私は幸せものです．

私は人工呼吸器を付けてくださった先生の言葉を思い出しました．

「何も死に急ぐことはない．生きていれば良いこともありますよ．」

この旅行をきっかけに待井氏は非常に活動的になった．どのようにすれば外出できるかを知ることで，自分から意思表明をして，ヘルパーを活用して買い物に行き，毎月の ALS 交流会に参加し，看護専門学校から依頼された講義に行き，SBS ラジオに出演し，静岡難病ケア市民ネットワークの集団参加事業には必ず参加している（図2）．

私たちが当たり前と感じている生活の支援，社会参加の支援をすることが，神経難病患者の意思を生み出し，意思を表明し，意思を実現する支援の基本となり，QOL 向上につながると考えている．

おわりに

本稿は難病患者・家族の社会参加の支援を積極的に行っている静岡難病ケア市民ネットワークの取り組みを通して，難病患者の QOL 向上の支援，意思決定支援の実際について述べた．難病患者が当たり前の生活をしたいと意思表明することで，難病患者のニーズが明らかとなり，その実現に向けて支援者が協調し，必要な資源が生み出されたり，資源化される．「難病患者の支援のための地域ケアシステム形成の機能化の要件」の出発は，難病患者・家族の意思の表明と考えている．これからも静岡難病ケア市民ネットワークの取り組みを通して難病患者・家族の QOL 向上の支援を継続していきたい．

文　献

1) 厚生労働省：認知症の人の日常生活・社会生活における意思決定支援ガイドライン，2018.
   Summary 厚生労働省から出されている認知症患者の意思決定の支援の定義や支援方法について書かれているガイドライン．
2) 清水哲郎：本人・家族の意思決定を支える―治療方針選択から将来に向けての心積りまで―．医療と社会，25(1)：35-48，2015.
3) 二ノ坂保喜：意思決定を支える！地域のおける高齢者とその家族に必要な支援とは．家族看護学研究，20(2)：145-147，2015.
4) 河口てる子ほか：訪問看護における在宅療養者・家族の自己決定とその支援．訪問看護と介護，2(4)：268-274，1997.
5) 牛久保美津子ほか：在宅 ALS 療養者の人工呼吸器をめぐる意思決定支援のあり方に関する看護研究．*Kitakanto Med J*，58(2)：209-216，2008.
6) 中山和弘，岩本　貴：患者中心の意思決定支援．中央法規，2012.

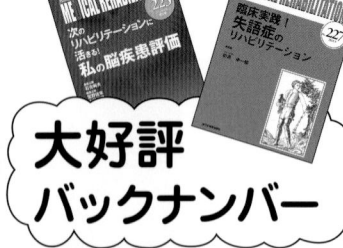
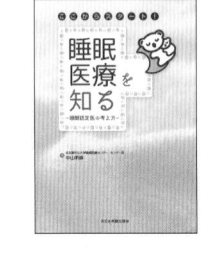
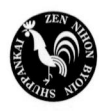

Monthly Book

MEDICAL REHABILITATION

No.**236**

2019年5月
増刊号

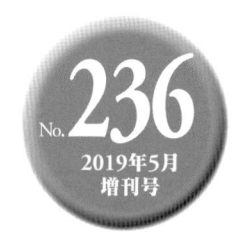

最新
増刊号

脳卒中
リハビリテーション医療
update

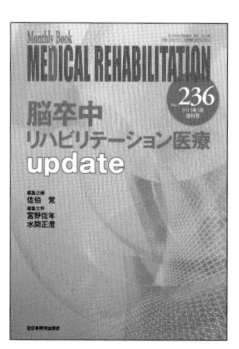

編集企画／**佐伯 覚**（産業医科大学教授）

182頁　定価(本体価格 5,000 円+税)

脳卒中のリハビリテーション医療の「今」がこの一冊で丸わかり！
update に最適な一冊です！

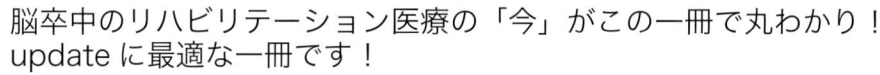

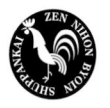

（株）全日本病院出版会

各誌目次がご覧いただけます！
www.zenniti.com

〒 113-0033　東京都文京区本郷 3-16-4　　電話(03) 5689-5989　　FAX(03) 5689-8030

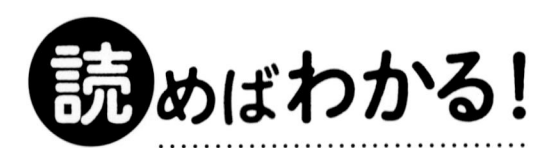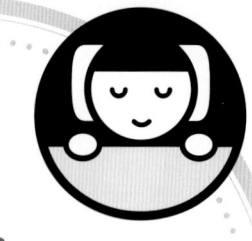

読めばわかる！

臨床不眠治療

―睡眠専門医が伝授する不眠の知識―

著 **中山明峰** 名古屋市立大学睡眠医療センター長

2019 年 6 月発行　B5 判　96 頁　　定価（本体価格 3,000 円＋税）

睡眠専門医の中山明峰先生による、不眠治療のノウハウがこの 1 冊に！

2018 年度診療報酬改定に伴って、睡眠薬処方に大きな変化が生まれた今、知っておくべき不眠治療の知識が凝縮されています。
不眠治療に関わるすべての医師に必要な不眠の知識を、中山信一氏のイラストとともにわかりやすく解説！

新刊

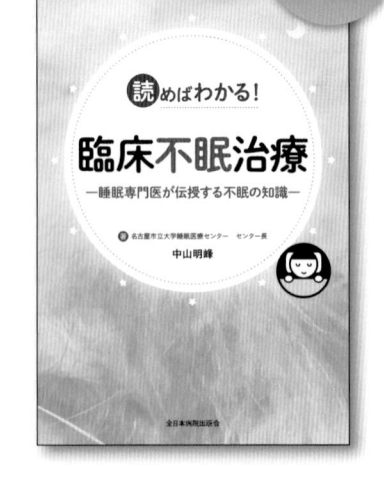

CONTENTS

1. はじめに
2. 睡眠の基礎知識
3. 不眠症（不眠障害）とは
4. 睡眠薬の過去〜現在
5. ベンゾジアゼピン製剤の問題点と離脱
6. ガイドラインが意図するところ
7. 睡眠薬の現在〜未来
8. 症例提示
   巻末付録

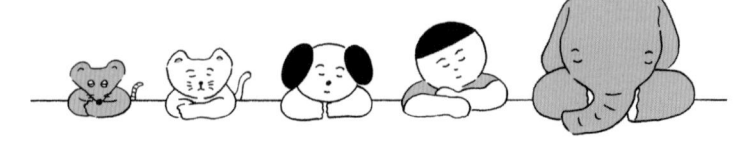

 全日本病院出版会　〒113-0033 東京都文京区本郷 3-16-4　Tel:03-5689-5989
www.zenniti.com　　　　　　　　　　　　　　　Fax:03-5689-8030

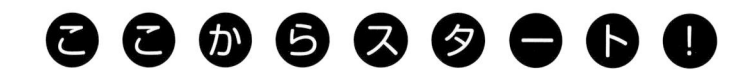

ここからスタート！

睡眠医療を知る
－睡眠認定医の考え方－

著 名古屋市立大学睡眠医療センター センター長
中山明峰

2017 年 6 月発行
定価（本体価格 4,500 円＋税）
B5 判　136 頁

睡眠医療に興味があるすべての方へ！

眠れないから睡眠薬を処方する。果たしてそれが睡眠医療と言えるのか？
睡眠認定医 中山明峰先生の睡眠医療のノウハウをこの一冊に凝縮！
睡眠のメカニズムから、問診、検査、治療計画、睡眠薬処方、さらには中日新聞にて掲載されたコラム５０編もすべて収録。
イラストレーター 中山信一氏のほのぼのとしたイラストを交えたすべての睡眠医療初学者に向けた一冊です。

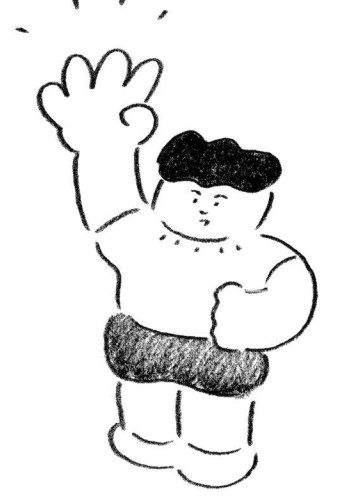

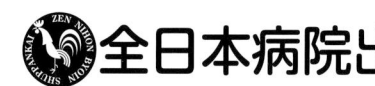
全日本病院出版会
〒113-0033 東京都文京区本郷 3-16-4　Tel：03-5689-5989
www.zenniti.com
Fax：03-5689-8030

第 23 回超音波骨折治療研究会

会　期：2020 年（令和 2 年）1 月 18 日（土）
　　　　13：00～17：30（予定）
会　場：品川インターシティホール
　　　　〒 108-0075　東京都港区港南 2-15-4
　　　　TEL：03-3474-0461
会　長：澤口　毅（富山市立富山市民病院　副院長）
テーマ：「LIPUS の骨切り術への応用」
教育研修講演：（日本整形外科学会専門医資格継続単位
　　　　を申請予定）
　①演題：骨折治療における LIPUS の適切な治療法
　　講師：松村福広先生（自治医科大学整形外科　講師）
　②演題：人口ピラミッド変動時代における低出力超音
　　　　波パルス療法
　　講師：神宮司誠也先生（九州労災病院　副院長）
一般演題募集：9 月 2 日（月）～10 月 4 日（金）
　　　　「LIPUS の骨切り術への応用」を主題とし，そ
　　　　の他 LIPUS に関する基礎研究・臨床研究を一
　　　　般演題として募集致します.
　　　　応募にはホームページよりフォーマットをダウ
　　　　ンロードの上，所定のメール連絡先へお送りく
　　　　ださい.
　　　　＊）了解の得られた英文抄録は Journal of Or-
　　　　thopaedic Trauma 誌に掲載予定です.
超音波骨折治療研究会ホームページ：
　　　　URL：http://lipus.jp/
参加費：（当日受付のみ）¥2,000
教育研修講演受講料：1 単位 ¥1,000　2 単位 ¥2,000
お問合せ先：超音波骨折治療研究会運営事務局
　　　　〒 612-8082　京都市伏見区両替町 2-348-302
　　　　（アカデミック・スクエア㈱内）
　　　　TEL：075-468-8772　FAX：075-468-8773
　　　　E-MAIL：lipus@ac-square.co.jp

第 10 回日本腎臓 リハビリテーション学会学術集会

会　期：2020 年 2 月 22 日（土）～2 月 23 日（日）
会　場：ベルサール新宿グランド
大会長：柴垣有吾（聖マリアンナ医科大学腎臓・高血圧
　　　　内科教授）
Ｈ　Ｐ：http://www.pco-prime.com/jsrr2020/
お問合せ先：
　　　　第 10 回日本腎臓リハビリテーション学会運営事務局
　　　　株式会社プライムインターナショナル内
　　　　〒 150-0013　東京都渋谷区恵比寿 1-13-10-601
　　　　Tel：03-6277-0117　fax：03-6277-0118
　　　　E-mail：jsrr2020@pco-prime.com

第 9 回日本がん リハビリテーション研究会

会　期：2020 年 2 月 29 日（土）・3 月 1 日（日）
会　場：名古屋国際会議場
　　　　〒 456-0036　名古屋市熱田区熱田西町 1 番 1 号
テーマ：がんリハビリテーションと ADL
URL：http://cancer-rehabilitation9.kenkyuukai.jp/
大会長：加賀谷　斉（藤田医科大学医学部リハビリテー
　　　　ション医学 I 講座教授）
参加費：事前申込 5,000 円，当日 6,000 円
お問い合わせ先：
　　　　第 9 回日本がんリハビリテーション研究会事務局
　　　　〒 470-1192　愛知県豊明市沓掛町田楽ヶ窪 1-98
　　　　藤田医科大学医学部リハビリテーション医学 I 講座内
　　　　E-mail：9cancer.rehabilitation@gmail.com

第7回日本サルコペニア・悪液質・消耗性疾患研究会

会　期：2020年4月11日(土)
会　場：横浜市教育会館
大会長：蘆野吉和(鶴岡市立荘内病院　参与)
Ｈ　Ｐ：http://www.mtoyou.jp/jscw7/index.html
お問い合わせ先：
＜運営事務局＞
株式会社メディカル東友　コンベンション事業部
〒243-0012　神奈川県厚木市幸町9-10　第2ファーメルビル2階
TEL：046-220-1705　FAX：046-220-1706
E-mail：jscw7@mtoyou.jp

リハ栄養フォーラム2020

＜福岡＞
日　時：4月18日(土)12：30〜16：30
場　所：JR博多シティ9階JR九州ホール
定　員：600名
募集開始：1月17日(金)
＜盛岡＞
日　時：4月26日(日)12：30〜16：30
場　所：いわて県民情報交流センター　アイーナ　会議室804
定　員：280名
募集開始：1月24日(金)
＜岡山＞
日　時：5月10日(日)12：30〜16：30
場　所：岡山コンベンションセンター　イベントホール
定　員：360名
募集開始：2月10日(月)
＜東京＞
日　時：5月24日(日)10：00〜16：30
場　所：よみうりホール
定　員：1,000名
募集開始：2月10日(月)
＜大阪＞
日　時：6月21日(日)12：30〜16：30
場　所：新大阪丸ビル別館　会議室10階
定　員：360名
募集開始：3月19日(木)
＜名古屋＞
日　時：7月4日(土)12：30〜16：30
場　所：東建ホール・丸の内
定　員：360名
募集開始：4月3日(金)
＜郡山＞
日　時：7月12日(日)12：30〜16：30
場　所：郡山商工会議所6階中ホールA
定　員：150名
募集開始：4月10日(金)

受講料
・福岡，盛岡，岡山，大阪，名古屋，郡山　各会場3,000円(税込)
・東京会場　4,000円(税込)
お申込み：下記Webサイトよりお申し込みください。
URL：https://www.e-toroku.jp/rihaeiyo2020/

85

FAX による注文・住所変更届け

改定：2015年1月

　毎度ご購読いただきましてありがとうございます．

　読者の皆様方に小社の本をより確実にお届けさせていただくために，FAX でのご注文・住所変更届けを受けつけております．この機会に是非ご利用ください．

◇ご利用方法

　FAX 専用注文書・住所変更届けは，そのまま切り離して FAX 用紙としてご利用ください．また，注文の場合手続き終了後，ご購入商品と郵便振替用紙を同封してお送りいたします．代金が5,000円をこえる場合，代金引換便とさせて頂きます．その他，申し込み・変更届けの方法は電話，郵便はがきも同様です．

◇代金引換について

　本の代金が5,000円をこえる場合，代金引換とさせて頂きます．配達員が商品をお届けした際に，現金またはクレジットカード・デビットカードにて代金を配達員にお支払い下さい(本の代金＋消費税＋送料)．(※年間定期購読と同時に5,000円をこえるご注文を頂いた場合は代金引換とはなりません．郵便振替用紙を同封して発送いたします．代金後払いという形になります．送料は定期購読を含むご注文の場合は頂きません)

◇年間定期購読のお申し込みについて

　年間定期購読は，1年分を前金で頂いておりますため，代金引換とはなりません．郵便振替用紙を本と同封または別送いたします．送料無料，また何月号からでもお申込み頂けます．

　毎年末，次年度定期購読のご案内をお送りいたしますので，定期購読更新のお手間が非常に少なく済みます．

◇住所変更届けについて

　年間購読をお申し込みされております方は，その期間中お届け先が変更します際，必ずご連絡下さいますようよろしくお願い致します．

◇取消，変更について

　取消，変更につきましては，お早めに FAX，お電話でお知らせ下さい．

　返品は，原則として受けつけておりませんが，返品の場合の郵送料はお客様負担とさせていただきます．その際は必ず小社へご連絡ください．

◇ご送本について

　ご送本につきましては，ご注文がありましてから約1週間前後とみていただきたいと思います．お急ぎの方は，ご注文の際にその旨をご記入ください．至急送らせていただきます．2〜3日でお手元に届くように手配いたします．

◇個人情報の利用目的

　お客様から収集させていただいた個人情報，ご注文情報は本サービスを提供する目的(本の発送，ご注文内容の確認，問い合わせに対しての回答等)以外には利用することはございません．

　その他，ご不明な点は小社までご連絡ください．

株式会社　全日本病院出版会　〒113-0033 東京都文京区本郷 3-16-4-7F　電話 03(5689)5989　FAX03(5689)8030　郵便振替口座 00160-9-58753

FAX 専用注文書

ご購入される書籍・雑誌名に○印と冊数をご記入ください

5,000 円以上代金引換

○	書　籍　名	定価	冊数
	読めばわかる！臨床不眠治療—睡眠専門医が伝授する不眠の知識— 新刊	¥3,300	
	骨折治療基本手技アトラス—押さえておきたい 10 のプロジェクト— 新刊	¥16,500	
	グラフィック リンパ浮腫診断—医療・看護の現場で役立つケーススタディー 新刊	¥7,480	
	足育学　外来でみるフットケア・フットヘルスウェア	¥7,700	
	四季を楽しむビジュアル嚥下食レシピ	¥3,960	
	病院と在宅をつなぐ 脳神経内科の摂食嚥下障害—病態理解と専門職の視点—	¥4,950	
	ゼロからはじめる！ Knee Osteotomy アップデート	¥12,100	
	ここからスタート！睡眠医療を知る—睡眠認定医の考え方—	¥4,950	
	髄内釘による骨接合術—全テクニック公開，初心者からエキスパートまで—	¥11,000	
	カラーアトラス　爪の診療実践ガイド	¥7,920	
	睡眠からみた認知症診療ハンドブック—早期診断と多角的治療アプローチ—	¥3,850	
	肘実践講座　よくわかる野球肘　肘の内側部障害—病態と対応—	¥9,350	
	医療・看護・介護で役立つ嚥下治療エッセンスノート	¥3,630	
	こどものスポーツ外来—親もナットク！このケア・この説明—	¥7,040	
	野球ヒジ診療ハンドブック—肘の診断から治療，検診まで—	¥3,960	
	見逃さない！骨・軟部腫瘍外科画像アトラス	¥6,600	
	パフォーマンス UP！　運動連鎖から考える投球障害	¥4,290	
	医療・看護・介護のための睡眠検定ハンドブック	¥3,300	
	肘実践講座　よくわかる野球肘　離断性骨軟骨炎	¥8,250	
	これでわかる！スポーツ損傷超音波診断 肩・肘＋α	¥5,060	
	達人が教える外傷骨折治療	¥8,800	
	ここが聞きたい！スポーツ診療 Q & A	¥6,050	
	見開きナットク！フットケア実践 Q & A	¥6,050	
	高次脳機能を鍛える	¥3,080	
	最新　義肢装具ハンドブック	¥7,700	
	訪問で行う 摂食・嚥下リハビリテーションのチームアプローチ	¥4,180	

バックナンバー申込（※ 特集タイトルはバックナンバー 一覧をご参照ください）

❀メディカルリハビリテーション（No）

No＿＿＿　　No＿＿＿　　No＿＿＿　　No＿＿＿　　No＿＿＿

No＿＿＿　　No＿＿＿　　No＿＿＿　　No＿＿＿　　No＿＿＿

❀オルソペディクス（Vol/No）

Vol/No＿＿＿　Vol/No＿＿＿　Vol/No＿＿＿　Vol/No＿＿＿　Vol/No＿＿＿

年間定期購読申込

❀メディカルリハビリテーション　　　　　　　No.　　　　　　から

❀オルソペディクス　　　　　　　Vol.　　　No.　　　から

TEL：	（　　　）	FAX：	（　　　）

ご住所	〒		
フリガナ			診療科目
お名前		要捺印	

FAX 03-5689-8030 全日本病院出版会行

FAX 03-5689-8030

全日本病院出版会行

年　月　日

住所変更届け

フリガナ	
お名前	
お客様番号	毎回お送りしています封筒のお名前の右上に印字されております8ケタの番号をご記入下さい。
新お届け先	〒 ご住所
新電話番号	（　　　）
変更日付	年　月　日より　／　月号より
旧お届け先	〒

※ 年間購読を注文されております雑誌・書籍名にノを付けて下さい。

□ Monthly Book Orthopaedics （月刊誌）
□ Monthly Book Derma. （月刊誌）
□ 整形外科最小侵襲手術ジャーナル （季刊誌）
□ Monthly Book Medical Rehabilitation （月刊誌）
□ Monthly Book ENTONI （月刊誌）
□ PEPARS （月刊誌）
□ Monthly Book OCULISTA （月刊誌）

FAX 03-5689-8030　全日本病院出版会行

Monthly Book Medical Rehabilitation
バックナンバー在庫

2020 年　年間購読のご案内

年間購読料　40,150 円(消費税込)

年間 13 冊発行

(通常号 11 冊・増大号 1 冊・増刊号 1 冊)

送料無料でお届けいたします！

各号の詳細は弊社ホームページでご覧いただけます.
☞www.zenniti.com/

※各号定価(本体価格 2,500 円＋税)(増刊・増大号を除く)

次号予告

手外科リハビリテーション診療

No. 244(2020 年 1 月号)

編集／琉球大学整形外科　大久保宏貴，金谷文則

Monthly Book Medical Rehabilitation　No.243

2019 年 12 月 15 日発行　（毎月 1 回 15 日発行）
定価は表紙に表示してあります．
Printed in Japan

発行者　　末　定　広　光
発行所　　株式会社　全日本病院出版会
〒 113-0033　東京都文京区本郷 3 丁目 16 番 4 号 7 階
　　　　　　電話　(03) 5689-5989　Fax　(03) 5689-8030
　　　　　　郵便振替口座 00160-9-58753

印刷・製本　三報社印刷株式会社　　　　電話　(03) 3637-0005
広告取扱店　㈱日本医学広告社　　　　　電話　(03) 5226-2791

ⓒ ZEN・NIHONBYOIN・SHUPPANKAI, 2019